ODONTOLOGIA & MISSÃO

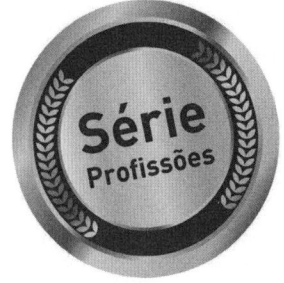

Série Profissões

HISTÓRIAS, DESAFIOS E ESTRATÉGIAS
RELATADOS POR PROFISSIONAIS DA ÁREA

Coordenação
Andréia Roma
Reinaldo Yoshino

Prefácio
Dr. Claudio Yukio Miyake

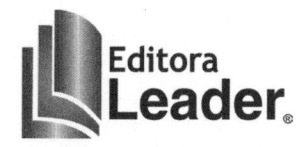

Editora Leader

Copyright© 2019 by Editora Leader
Todos os direitos da primeira edição são reservados à Editora Leader

Diretora de projetos
Andréia Roma

Revisão:
Editora Leader

Capa
Editora Leader

Projeto gráfico e editoração:
Editora Leader

Livrarias e distribuidores:
Liliana Araújo

Atendimento:
Rosângela Barbosa, Érica Rodrigues
e Juliana Correia

Organização de conteúdo:
Tauane Cezar

Diretor financeiro
Alessandro Roma

Dados Internacionais de Catalogação na Publicação (CIP)
Bibliotecária responsável: Aline Graziele Benitez CRB-1/3129

O23 1. ed.	Odontologia & missão / [coord.] Reinaldo Cesar Yoshino de Lima, Andréia Roma. – 1. ed – São Paulo: Leader, 2019. ISBN: 978-85-5474-063-4 1. Odontologia. 2. Missão. I. Lima, Reinaldo Cesar Yoshino de. II. Roma, Andréia. III. Título.
	CDD 133.8

Índices para catálogo sistemático:
1. Odontologia
2. Autobiografia

2019
Editora Leader Ltda.

Escritório 1:
Depósito de Livros da Editora Leader
Rua Nuto Santana, 65, sala 1
São Paulo – SP – 02970-000

Escritório 2:
Av. Paulista, 726 – 13° andar, conj. 1303
São Paulo – SP – 01310-100

Contatos:
Tel.: (11) 3991-6136
contato@editoraleader.com.br | www.editoraleader.com.br

Agradecimentos

Se eu pudesse resumir em uma palavra meu sentimento ao finalizar este livro, seria *gratidão*. Primeiramente a Deus, pela sabedoria e coragem para empreender e colaborar com o mercado editorial com obras de qualidade, como esta e tantas outras que tenho a oportunidade de idealizar e, junto com parceiros e clientes de todas as áreas e de todo o Brasil, concretizar.

Assina comigo a coordenação deste *Odontologia x Missão* o reconhecido cirurgião-dentista Reinaldo Yoshino, a quem agradeço pela confiança em nosso trabalho e por sua generosidade em compartilhar conhecimento não só nesta obra mas ao longo de sua carreira, através de palestras e cursos.

Os especialistas que participam desta obra se dispuseram a falar da realidade de suas vidas, nem sempre com privilégios, porém todos com muita garra para realizar seus sonhos.

Agradeço a cada um por colaborarem com este projeto que faz parte de uma coleção, a Série Profissões, recém-lançada pela Editora Leader. Porque, assim como a Odontologia, várias profissões também passaram por muitas mudanças nos últimos anos, deixaram de ser somente prestação de serviço para oferecer experiências diferenciadas aos clientes, e os próprios profissionais adquiriram uma nova visão e expandiram sua atuação.

Meu agradecimento a cada um por terem construído seus capítulos com tanto carinho e muita seriedade e comprometimento para colaborar com o desenvolvimento de leitores que poderão colocar em prática os ensinamentos. São eles:

Adriana Zink, Bruno Trevisan Rosa, Carla Alvarenga, João Queijo, Júlia Assis, Karin Camarinha, Maria Luiza dos Santos, Pablo Vieira, Paula Pinheiro, Rosana Couzta e Weder Carneiro.

Por fim, mas não menos importante, agradeço aos meus colaboradores, pela dedicação e esforço para que mais este projeto integrasse com louvor nosso portfólio.

Boa leitura,

Andréia Roma
CEO e Diretora de Projetos da
Editora Leader

Introdução

Nas páginas em que você, leitor, está prestes a iniciar a leitura se encontra a trajetória de pessoas que saíram do lugar-comum e encontraram novos objetivos dentro de uma profissão que hoje não se restringe mais ao mocho.

São páginas recheadas de histórias de sacrifícios, desafios, dedicação, erros e acertos. E cada uma delas traz inspiração, amplia a visão sobre a importância da renovação, da busca de caminhos diferentes para que o profissional, além das conquistas financeiras, também tenha realização pessoal.

Os coautores deste livro nos brindam com histórias emocionantes, como a de tratar de pacientes autistas, que se tornou uma missão para Adriana Zink, para a conscientização dessa condição e pela luta da proteção aos direitos da pessoa com deficiência.

São histórias de pessoas que amam a Odontologia, mas que não se limitam aos consultórios, se tornaram palestrantes e consultores de marketing e gestão para profissionais e empresas da saúde, a exemplo de Bruno Trevisan.

Assim, vários dos dentistas presentes nesta obra relatam de que maneira associaram outras formações à Odontologia, como Comunicação e Marketing, cumprindo uma missão maior através de sua profissão.

Empreendedorismo também é tema de destaque de nossos coautores, porque num mercado tão competitivo é necessário se diferenciar, inovar, investir no negócio e se tornar um gestor.

O livro está recheado de orientações e histórias únicas de pessoas que pareciam não ter um futuro promissor, mas que encontraram uma forma de realizar seus sonhos e ultrapassaram as barreiras da profissão. Compreenderam assim que, mesmo tendo optado por uma carreira já tão importante para o bem-estar e a saudabilidade das pessoas, o que se constitui numa bela missão, poderiam ir além e valorizar ainda mais a Odontologia.

A maioria dos coautores dedica-se a causas de responsabilidade social, atuando em comunidades como voluntários. Alguns se definem como semeadores de sonhos, contribuindo para um mundo melhor não só atendendo pacientes, mas aperfeiçoando seus negócios, compartilhando conhecimento.

Aqui estão histórias de pessoas que montaram consultórios, colocaram outros dentistas para trabalhar, atendem convênios, dão aulas em escolinhas para gerar visualização para suas clínicas, dão palestras em associações de bairro, enfim, fazem de tudo um pouco, porque tudo faz parte de sua missão.

O que está demonstrado pelos coautores é que a profissão não pode estar restrita ao consultório, e que isso é possível com esforço, dedicação e consciência da missão de cada um.

Por fim, é importante destacar que este projeto faz parte de uma coleção que vai trazer obras sobre outras profissões e as inovações e mudanças que estão ocorrendo nas diversas áreas, sempre tendo como tema central a missão de cada profissional.

Andréia Roma e Reinaldo Yoshino

Prefácio

O que vou ser quando crescer? Que profissão escolherei para minha vida? Estas são perguntas com que todas as pessoas já se depararam em algum momento da vida, inclusive você, leitor. A resposta a estas questões é uma equação complexa, que envolve histórico familiar, poder aquisitivo, local onde mora e a vocação de cada um.

Vocação. Esta talvez seja a palavra-chave quando a profissão escolhida é a Odontologia. Se encanto, amor ao próximo e sorrisos são termos que servem para descrever esta área de atuação, desafios é ainda mais adequado.

Desafios a começar pela formação. A nossa luta árdua e dos colegas que nos precederam transformaram o nosso país numa referência. Formamos mais cirurgiões-dentistas que qualquer outra nação no mundo. Ainda assim, dedicar vários anos e milhares de horas de estudo para se tornar um profissional não é um desafio fácil. As questões e os obstáculos se multiplicam na vida profissional. Montar seu consultório? Trabalhar no setor público? Tornar-se especialista em qual área? Como lidar com a parte financeira? Ser empreendedor? Resolver essas questões não é tarefa simples, mas lembre-se: são esses desafios que fazem da sua vocação uma missão. É a adversidade que transforma o dia a dia em história, que nos ensina que não é apenas o sorriso, é a autoestima. E que faz de uma lembrança um motivo para rir, chorar e, também, se orgulhar.

Encare este livro como uma viagem. A profissão será o veículo de transporte. A paisagem da estrada serão histórias de vidas, aprendizados e os obstáculos inerentes à área. E o destino é o coração de quem escolheu como profissão ser cirurgião-dentista.

Boa leitura!

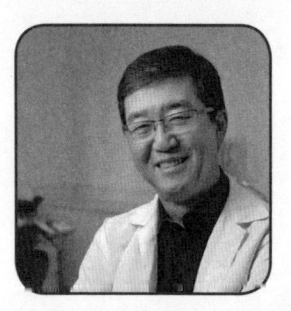

Dr. Claudio Yukio Miyake

Nascido em Mogi das Cruzes, em 1º de fevereiro de 1966.

Graduação em Odontologia pela Universidade de Mogi das Cruzes (UMC) (1984/1987); especialização em Ortodontia pela Escola de Aperfeiçoamento Profissional da Associação Paulista de Cirurgiões Dentistas (APCD) Central (1992); mestrado em Odontologia pela Faculdade de Odontologia da Universidade de São Paulo (USP) – Área de atuação em Materiais Dentários (1994).

Atuou como presidente da Associação Paulista de Cirurgiões Dentistas (APCD) Regional Mogi das Cruzes – (2000/2004); secretário municipal de Saúde da Prefeitura de Mogi das Cruzes, importante município da Grande São Paulo, região do Alto Tietê, com cerca de 400 mil habitantes (2005/2008); secretário do Conselho Regional de Odontologia (CROSP) de São Paulo (2009/2011); secretário geral da Associação Brasileira de Cirurgiões Dentistas (ABCD) (2010/2013); membro do Comitê Técnico responsável pelo texto final do Manual Brasileiro de Acreditação de Serviços Odontológicos, primeiro instrumento de certificação pela Organização Nacional de Acreditação (ONA) no Brasil (2011 – 2012). Cidadão Paulistano, por meio do Decreto Legislativo número 55 de setembro de 2014 (2015). Vencedor da premiação especial do Prêmio Saúde 2015, oferecido pela *Revista Saúde*, da Editora Abril, em reconhecimento à pesquisa Vigiflúor (2015). Membro honorário da Academy of Dentistry International (ADI), única entidade nacional, da área da Odontologia, vinculada à Organização das Nações Unidas (ONU) (2016); membro honorário da Academia Tiradentes de Odontologia (ATO) (2016). Vereador reeleito na cidade de Mogi das Cruzes, pelo segundo mandato consecutivo (2013 – 2020). Presidente do Conselho Regional de Odontologia de São Paulo (CROSP), pelo terceiro mandato consecutivo (2013 – 2018). Diretor Secretário do Conselho Federal de Odontologia (2018 - 2021).

Sumário

1. Especialmente dentista 11
   Adriana Zink

2. Para encantar o seu paciente não basta tratar, tem que cuidar! 23
   Bruno Trevisan Rosa

3. Os 5 passos fundamentais para ser um Dentista Referência 33
   Carla Alvarenga

4. Buscador da verdade por essência 45
   João Queijo

5. Odontologia x Missão 57
   Júlia Assis

6. Família, infância, influências........................... 71
   Karin Camarinha

7. Um pedaço do Paraíso....................................... 87
   Maria Luiza dos Santos

8. Seja o protagonista da sua jornada.................. 99
   Pablo Vieira

9. Odontologia como profissão,
   Justiça como missão 117
   Paula Pinheiro

10. Empreendentista 131
    Reinaldo Yoshino

11. Estudando, sorrindo e empreendendo
    na Odontologia 145
    Rosana Couzta

12. Aprendizado contínuo como método
    de crescimento na Odontologia 157
    Weder Carneiro

1

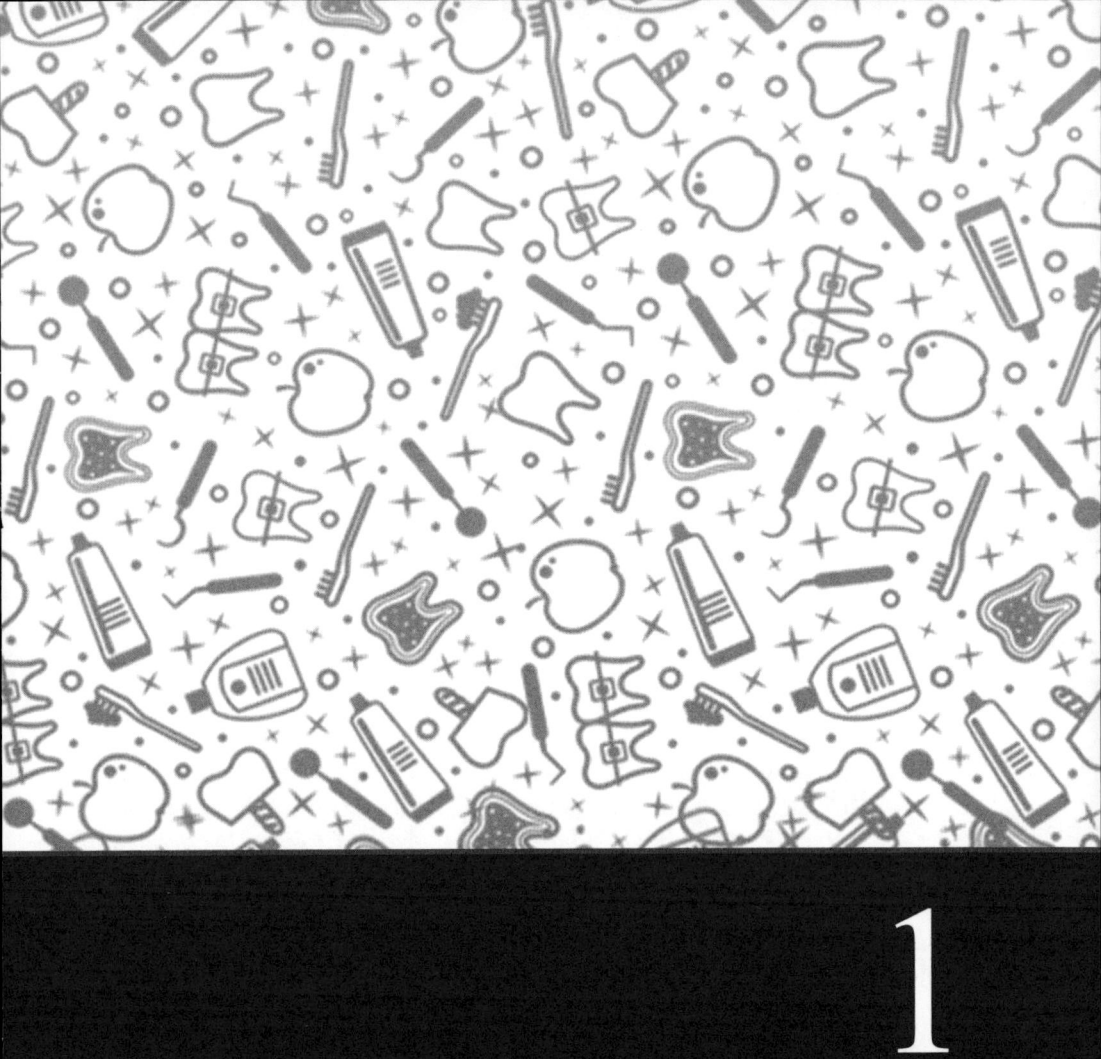

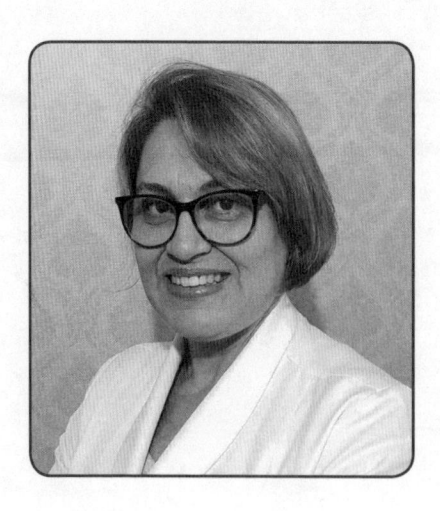

Adriana Zink

Especialista em Odontologia para pacientes com necessidades especiais. Doutora em Odontologia. Presidente da Câmara Técnica de Odontologia para pacientes com necessidades especiais do CROSP. Especialista em educação na perspectiva do ensino estruturado para pessoas com autismo. Docente no curso de graduação da Universidade Anhanguera. Mestre em Ciências da Saúde. Coordenadora voluntária do Movimento Orgulho Autista Brasil MOAB-SP.

Especialmente Dentista

Quando recebi o convite para esta escrita fiquei em dúvida sobre onde seria o começo, pois é difícil para mim voltar ao passado e encontrar o início da Odontologia em minha vida.

Na verdade, minha primeira lembrança foi traumática, lembro que tinha seis anos e minha mãe me levou a um dentista que não tinha paciência com crianças, principalmente com "crionças" como eu era. Sou fóbica, não arranhava nem mordia, mas sabia que ele não era a melhor pessoa do mundo! Fui supermaltratada e foi minha primeira lição na Odontologia: não ser como aquele "profissional".

Passados alguns anos fui trabalhar em um consultório como auxiliar. Um dentista fantástico, animado, extrovertido e com uma empatia de dar gosto, dr. Warner Ortiz, com quem nunca mais tive contato... Um ser iluminado que me incentivou muito a cursar Odontologia. Trabalhei lá durante três anos e entrei na Universidade de Mogi das Cruzes (UMC) em 1990. Literalmente sem nenhuma condição financeira para custear tudo que estava por vir. Minha grande "sorte" foi a contratação pela Secretaria da Educação do Estado de São Paulo para ministrar aulas de Ciências. O salário nunca foi ótimo, mas cobria meus gastos com a mensalidade e no restante minha irmã, Andréa, e minha mãe, Iracema, me davam um suporte.

Meus pais haviam se divorciado há alguns anos e meu pai optou por nunca mais nos encontrar ou auxiliar com pensão alimentícia e minha mãe assumiu toda a responsabilidade de nossa educação e sustento, trabalhando muito sobre uma máquina de costura até o dia em que me formei. Minha irmã se formou um ano antes que eu e está na Prefeitura de São Paulo até hoje.

Minha formação foi muito intensa, meu curso era integral e lecionava em São Paulo à noite. O trem era o meio de transporte de eleição, claro que o custo do serviço foi o diferencial na escolha, uma aventura, olhando pelo lado bom da situação, lembrando que todas as situações têm o lado bom e o não tão bom. Às vezes tumultuava um pouco, com alguns arrastões em grupo ou roubos individuais, as vendas internas de materiais pirateados também agitavam a viagem, além dos alimentos típicos do passeio de trem em São Paulo, sem contar que para dormir era bem desconfortável! Mas havia dias em que o sono superava qualquer desconforto e eu dormia mesmo!

Eu estudava muito, meu salário só dava para a mensalidade e na época as dependências tinham um custo em torno de 10% da mensalidade e seria impossível pagar alguma DP.

Nem vão acreditar o que eu mais me recordo desse primeiro mês de formada, precisamente janeiro de 1995...

Todo 5º dia útil eu recebia meu salário de professora e era

a 1ª vez que sobrava algum dinheiro nos últimos 1.825 dias!!!!!! Sabem o que comecei a fazer? Guardava o que podia para montar meu consultório. Sempre tive metas, meus objetivos estavam desenhados e deveriam ser cumpridos! Adoro metas.

Conversa vai e conversa vem, fiquei sabendo de um consultório que sempre pegava recém-formados como eu para "explorar", sim, isso mesmo, eles não pagavam nada e nós ainda agradecíamos a exploração pela "oportunidade" de iniciar a profissão. Como sempre, tudo tem o lado bom e o lado não tão bom.

Gente, o consultório era na última sala de uma sobreloja na periferia de São Paulo, um lugar escondido, corredor escuro e mofado, na verdade nem sei como os pacientes encontravam aquele lugar. Tanta ingenuidade que hoje me pergunto se o consultório seria regular, com inscrição na Vigilância Sanitária e Crosp (Conselho Regional de Odontologia de São Paulo). Com certeza não, esse era o lado não tão bom!

Trabalhei nesse local nove meses, atendi muitas pessoas de todas as idades e realizava clínica-geral. Foi bom, esse era o lado bom!

Optei por montar meu consultório no mesmo bairro em que já trabalhava e dessa forma já teria alguns pacientes. Todo mobiliário era de segunda-mão, ou seja, fui comprando de colegas que iam trocando seus equipamentos. Montei um consultório simples, mas com inscrição na Vigilância Sanitária e respeitando todas as exigências para a época. Desde o início sempre tentei andar pelo caminho mais certo. Sou muito apegada a regras e adoro ler o Código de Ética para controlar meus desvios.

Trabalhei nesse mesmo local por dez anos e depois fiquei apenas no meu consultório atual, onde trabalho com meu marido.

Quanto à especialidade preferida, sempre gostei da Ortodontia, desde a graduação. Fiz quatro anos de atualização em duas técnicas e um ano de cefalometria e planejamento. Financeiramente não conseguia cursar uma especialização nessa área. Achava realmente que a Ortodontia me completava profissionalmente até que em 2002 li, no jornal da APCD (Associação Paulista de Cirurgiões Dentistas), que seria ofertado o 1º Curso de Especialização em Odontologia para pacientes com necessidades especiais – PNE. O que seria essa especialidade? Não tinha a menor ideia da sua grandeza, mas me atraiu muito. Nessa época, já estava casada e com dois filhos pequenos, mas resolvi enfrentar o desafio.

Casei-me em 1998 com Marcelo, na época formado há quatro anos, meu filho Marcel nasceu em 1999, atualmente cursa Odontologia na Faculdade de Odontologia da APCD, e minha filha Gabrielle nasceu em 2000, cursa Veterinária na Federal de Lavras-MG. Ambos optaram pela área da saúde como os pais.

Após ver a divulgação do curso, resolvi me inscrever e bora começar! A APCD fica a dez minutos da minha residência e esse era um diferencial. Com as crianças pequenas eu poderia dar uma corrida em casa na hora do almoço e facilitaria muito minha rotina de mãe.

Logo no primeiro dia as professoras Maria Tereza Botti e Maria Cristina Duarte Ferreira fizeram a apresentação das disciplinas e descobri que eu era uma PNE. Além da fobia, na época eu tinha um diagnóstico errado de fibromialgia e acompanhava clinicamente a evolução do quadro. Uma fadiga e formigamentos acompanhavam minha trajetória.

Meu Deus!!!! Eu daria conta de tanto conhecimento na época? A resposta é NÃO, tenho que estudar todos os dias e para sempre. Os pesquisadores estão dentro das universidades criando coisas novas para o clínico usar, então temos que buscar esses conhecimentos. Se a pesquisa não chegar na clínica ela não tem função real, só ficará imortalizada em artigos científicos e isso não tem fundamento! A população só vai ter acesso às técnicas se existir uma ponte entre o pesquisador e o clínico.

Quando a clínica começou fiquei de frente com uma realidade que eu desconhecia. Atendimento ao paciente com necessidade especial (PNE).

Dentro das deficiências que atendemos está a visual e tive o privilégio de atender um paciente com deficiência visual total e uma habilidade manual incrível, além da independência de fazer inveja. Um dia muito, mas muito nublado, o céu estava de dar medo, lembram que sou fóbica? Então, trovões me desorganizam brutalmente! Fui buscar o paciente e estávamos caminhando pelo corredor com as vidraças explorando o mundo se acabando e de repente eu disse:

— Nossa, que dia escuro! – eu estava torcendo para os trovões pararem e a chuva passar e de repente o paciente me interrompe e fala:

— Para mim é sempre escuro!

Cadê o buraco no chão da APCD para eu me enfiar? Como eu pude falar aquilo? Cadê minha empatia? Fiquei muda! Fomos sem trocar nenhuma palavra até meu box e eu pensando como me desculpar. Nem sei se teria desculpa! Achei melhor me calar e refletir... Eu o conduzi até a cadeira da forma correta, apenas orientei com a mão no ombro, tudo certo e de repente soltei uma frase errada que poderia ter acabado com tudo...

Começamos o tratamento e tudo correu bem. Acho que ele me desculpou...

Minha primeira lição foi treinar a empatia todos os dias!

Nova paciente, sete anos, fui perguntando, o pai respondendo, ela me olhando muito atenta, até que veio a surpresa...

Psicose infantil! Meu Deus, como assim? Tão princesa! Trouxe-me uma florzinha. Pasmem, pediu por um ano inteiro que queria um gato, os pais adotaram um e no mesmo dia ela o colocou no micro-ondas e acionou o botão. Os pais quase morreram e o gato nem preciso falar...

Novo paciente, 17 anos, autismo, a mãe relatou que ele tinha muita alteração sensorial, não verbalizava e batia a mão na cabeça sem parar. Ele era bem alto e forte. Quando abriu a boca vi que o dente 36 estava péssimo e muito provavelmente teria que fazer a exodontia. Fomos para a sala de radiografia fazer a tentativa da tomada radiográfica, ele superou as minhas expectativas e com o auxílio do posicionador e de muito teatro consegui radiografar. Muito interessante foi que ele pulava e batia palmas após a radiografia, como se tivesse reconhecendo minha intenção em ajudar. Ele gritava muito e isso assustava quem estava ao nosso redor. Mas o olhar era lindo demais! Olhava-me lá no fundo dos olhos como se pedisse para que eu o atendesse. Planejamento realizado e seria exodontia mesmo. Gente, nem dormia direito, na minha cabeça eu visualizava todas as fases da cirurgia, do sangue e tudo mais que pudesse dar errado no dia. Na verdade parecia que seria minha primeira cirurgia. Finalmente o dia chegou, tudo correu melhor do que o esperado, até mesmo a sutura foi tranquila. Fui com eles até o elevador da APCD, minhas pernas ainda bambas... Quando o elevador chegou, nosso grandão colocou a mão na boca e me devolveu toda a sutura. Quase morri! Corri com ele para a cadeira, coloquei gaze e optamos por não suturar novamente porque ele iria remover. Não fez a dieta líquida e fria porque a mãe não conseguiu segurá-lo e ao chegar em casa comeu uma panela inteira de arroz que estava sobre o fogão. E assim foi minha primeira experiência com o autismo.

Concluí a especialização e achava que sabia tudo... só que não!

Estudei sobre comunicação alternativa e fiz um projeto de

pesquisa sobre esse tema. Retornei à APCD e comecei a ser voluntária na 2ª turma de especialização. Tive a oportunidade de iniciar o mestrado e em seguida o doutorado na área do autismo.

Durante a 2ª turma de especialização recebi o apelido carinhoso de "Encantadora de autistas", mas na verdade ELES é que me encantam!

Outro menino, autista, dez anos, muita alteração sensorial, desorganização, sem comunicação verbal e pouco contato visual. Nessa época uma foto desse atendimento foi para a internet e em decorrência dessa exposição fui contemplada com o Prêmio Orgulho Autista Brasil. Hoje sou voluntária dessa ONG aqui no estado de São Paulo e ajudo da forma que posso, conscientizando sobre o autismo, indicando locais para tratamento, auxiliando mães no início do diagnóstico e lutando por políticas públicas para o autismo.

Quando fui a Brasília receber o prêmio, a repórter da *Revista Época* Cristiane Segatto veio ao meu consultório ver o atendimento e publicou uma reportagem extremamente carinhosa intitulada "A dentista que desafia o autismo" e até hoje temos novos leitores e novas pessoas que compartilham novamente a matéria nas redes sociais.

Meu marido, Marcelo, e eu resolvemos ser voluntários no atendimento odontológico à PNE na Escola de Samba Unidos de Vila Maria. Lá ficamos por quase oito anos. Fizemos amigos, atendemos muita gente e aprendemos um pouco mais sobre a vida. Cada dia uma surpresa, uma história de vida, uma tristeza ou uma alegria.

Desde 2009 mantenho o *blog* "Autismo e Odontologia", para compartilhar experiências e ajudar pais que procuram orientações. Muitos colegas de profissão também se beneficiam com as informações postadas lá.

Durante um Encontro sobre Psoríase na Câmara Municipal de São Paulo, conheci o dr. Gilberto Natalini, médico e vereador, que se colocou à disposição para ajudar na causa do autismo. A partir daí organizei um fórum em 2012 sobre o tema e começamos a lutar pela lei de proteção à saúde bucal da pessoa com deficiência na cidade de São Paulo. Teoricamente não seria necessária essa lei se a Constituição fosse cumprida, porque lá está que SAÚDE e EDUCAÇÃO são para todos, mas como sabemos as coisas não são assim... Foram quatro encontros em fóruns municipais até que a Lei nº 16.380/16 foi aprovada.

Estive três anos em Audiências Públicas na Câmara Municipal de Taboão da Serra, lutando por políticas públicas para pessoas com autismo da região. Saúde, educação, moradias assistidas, emprego e tudo mais que é de direito para todos.

Em 2017 fui convidada pelo presidente do MOAB para coordenar a ONG no estado de São Paulo e estou realizando voluntariamente essa função até hoje.

Ainda em 2017 realizei uma audiência na Alesp (Assembleia Legislativa do Estado de São Paulo) solicitando Políticas Públicas para o autismo em todas as áreas e até agora nada de retorno concreto. De tanto discursar em plenárias já não tenho mais vergonha e, como a causa é nobre, faço com muito gosto. A cobrança aos gestores municipais e estaduais deve ser contínua.

Em 2018 estive em Brasília na Câmara dos Deputados pela mesma causa e estamos aguardando algum retorno significativo. Nessa ocasião duas pessoas no espectro deram seus depoimentos e questionaram um apoio para continuarem seus estudos em nível superior e também apontaram que o modelo do Enem não é acessível ao autismo.

Todos os anos, em 2 de abril acontece uma caminhada pela Conscientização do Autismo e nos últimos anos nós sempre demos um apoio à causa. Minha família apoia também e isso é um treino de cidadania. Passar aos nossos filhos nossos princípios e ideias.

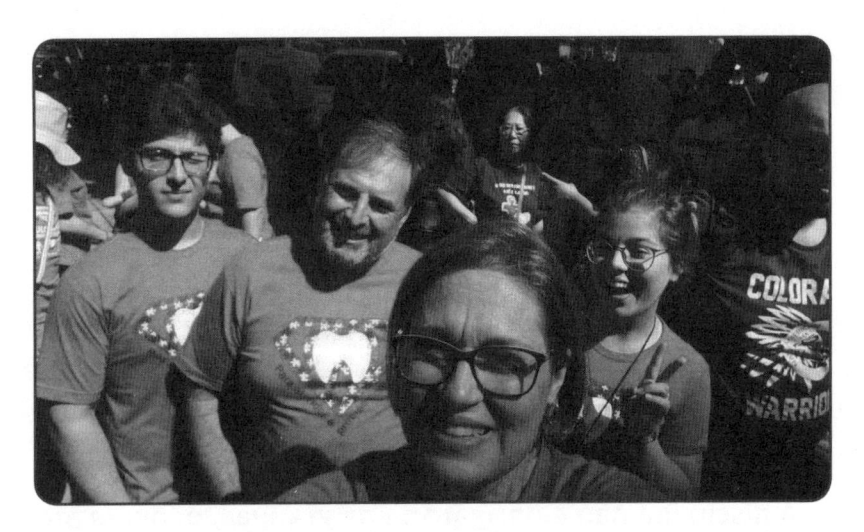

Pela conscientização do autismo e pela luta em proteção aos direitos da pessoa com deficiência!

Meu consultório recebe diariamente pessoas com deficiência, desde 2012 o autismo foi considerado pessoa com deficiência através da Lei nº 12.764 (lei federal), e as mães ou cuidadores têm uma dificuldade enorme de encontrar um local para estacionar. O estacionamento mais próximo não tem calçada acessível até o consultório e as barreiras físicas também dificultam a mobilidade. Embora não tenham dificuldade direta de locomoção por deficiência física, muitos se desorganizam com barulho e com excesso de pessoas. O simples fato de caminhar por calçadas esburacadas e cheias de gente já pode desorganizar uma pessoa com autismo. Pensando nisso solicitei que a primeira vaga da rua fosse reservada para a Pessoa com Deficiência e minha solicitação foi negada. O que alegaram? Não existe uma lei que dê direito a uma vaga especial em frente de um consultório odontológico. Pode? Em frente de bares e restaurantes pode.

Outro dia uma moça no espectro autista não quis sair do carro no estacionamento porque lá existem dois cachorros que latiam muito e ela se desorganizou. A mãe me ligou do estacionamento e desmarcou a consulta. Agora essa mãe deixa a menina comigo na porta do consultório e vai estacionar o carro, depois pega o carro e vem buscar a menina. Assim vamos nos adaptando.

Não desisti ainda, é um direito da Pessoa com Deficiência ir ao dentista!

A Odontologia para PNE tem em torno de 650 especialistas no Brasil inteiro, somo quase micos-leões-dourados em extinção. A classe é unida e nossa luta tem mantido viva a especialidade e motivado outros colegas a entrarem para o time.

A disciplina não é obrigatória na graduação, o que afasta o graduando de conhecer e se apaixonar pela especialidade. Lutamos muito para que o MEC e o CFO apoiem tornar a disciplina de Odontologia para PNE obrigatória. Com certeza o conhecimento iria diminuir o preconceito no atendimento desse grupo de pacientes.

No Brasil são formados poucos especialistas por ano. O serviço público tem falta de profissional para o atendimento e muitas vezes colocam um colega que tem afinidade para o atendimento. Essa situação pode comprometer o atendimento do paciente porque o profissional não capacitado muitas vezes não identifica qual é a necessidade especial que aquele paciente tem e não realiza o tratamento mais adequado.

Desde 2010 estou na Câmara Técnica do Crosp e lutamos pela valorização da especialidade.

Eu amo a Odontologia!

2

Para encantar o seu paciente não basta tratar, tem que cuidar!

Bruno Trevisan Rosa

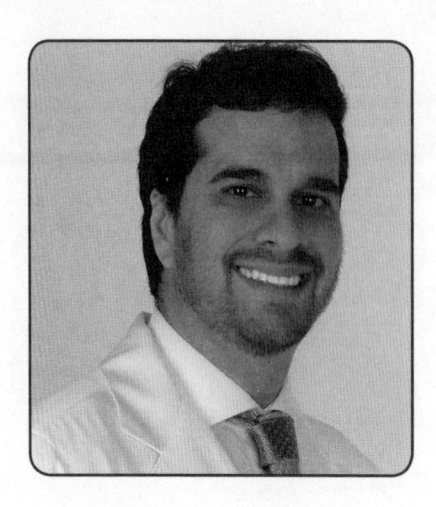

Bruno Trevisan Rosa

É formado em Odontologia, e ao longo dos anos se tornou sócio de algumas clínicas da área da saúde. Depois de se especializar em marketing e gestão na área da saúde, transformou-se em uma das maiores referências dessa área, realizando nos últimos anos cursos de norte a sul do Brasil. Sua metodologia na abordagem do marketing o fez responsável por consultorias em hospitais, laboratórios, clínicas privadas e instituições públicas, com resultados impressionantes. Apresentando uma metodologia de marketing de resultado com credibilidade e ética, atua também na área da educação e em bancos e cooperativas de crédito.

Para encantar o seu paciente não basta tratar, tem que cuidar!

Desde a minha adolescência sempre pensei em ser dentista e durante muito tempo não entendia porque essa vontade era tão forte em mim ao escolher essa profissão. Quando acabei o meu segundo grau, minha mãe havia sido transferida para a Holanda, e tive a oportunidade de mudar para lá e tentar ingressar numa universidade europeia. Ao chegar em Haia, capital política da Holanda, minha opção de escolha de curso sempre foi a mesma: Odontologia. Estudei durante um ano em um curso voltado para aprendizado da língua holandesa e matérias básicas dentro do curso superior. Esse curso era preparatório para estrangeiros que fossem estudar no país. Durante o curso de preparação, descobri que a demanda de pessoas buscando ingressar na universidade de Odontologia era maior do que as vagas, assim como no Brasil. No sistema holandês a forma de equilibrar esse processo é através de uma loteria, ou seja, um sorteio no qual os sorteados podem ingressar na universidade e o restante aguarda o próximo ano para uma nova tentativa. Naquela época eram em média dez candidatos para cada vaga, e só acontecia a seleção uma vez no ano. As minhas chances eram de 10%.

Jamais gostei de depender da sorte para traçar o meu destino, acredito que quanto mais você trabalha mais sorte você tem, mas depender apenas dela nunca foi a minha filosofia de vida. Com isso resolvi voltar para o Brasil para realizar o curso de Odontologia. Foi quando, em 1999, passei no vestibular e ingressei na Escola Bahiana de Odontologia, em Salvador, na primeira turma da instituição, me formando ao final de 2003.

Na Holanda eu poderia ter escolhido qualquer outro curso (pois apenas a Odontologia tinha a seleção naquele esquema de sorteio) e teria condições de ingressar na universidade e estudar numa universidade europeia. Contudo os desafios sempre me atraíram. Pensando no Bruno daquela época, era difícil entender por que escolher a Odontologia diante de tantos desafios. Eu era muito hiperativo, comunicativo, com pouca destreza manual, desorganizado e com dificuldade em exercer a mesma função todos os dias. Todas essas eram características preponderantes da minha profissão, escolhida com tanta perseverança e insistência. Hoje com mais experiência e tendo atuado durante 15 anos na Odontologia, consigo olhar para trás e entender essa opção. O que mais me moveu para escolher a Odontologia foi a grande missão que o cirurgião-dentista apresenta, e eu sou completamente apaixonado por ela e me sentia capaz de ajudar na sua realização. Na Odontologia somos responsáveis pelo maior sinônimo de felicidade das pessoas que é o sorriso. Ninguém consegue ser plenamente feliz sem estar no mínimo satisfeito com o seu sorriso e essa era a minha missão maior: fazer com que as pessoas tivessem a capacidade de sorrir cada vez mais e, acima de tudo, serem felizes.

Durante muito tempo percebi que, para colocar em prática essa habilidade, era muito importante me diferenciar tecnicamente. Tive que correr muito atrás de cursos de especializações, mestrado e capacitações.

Ciente da minha dificuldade na destreza manual, tinha que praticar mais que a maioria, e durante os últimos 15 anos nunca deixei de estar estudando ou praticando na minha profissão. Canalizei a energia exacerbada que possuía para estudar e praticar as técnicas e avanços científicos para poder oferecer o melhor ao meu paciente.

Mas observava, com o tempo, que isso não bastava, os pacientes ao procurarem o dentista estão repletos de medos e ansiedades, muitos pedem desculpa ao abrirem a boca, e com isso percebi que era mais do que realizar um procedimento com um resultado positivo, era lidar com seres humanos que na grande maioria das vezes estavam a sua procura por necessidade e não por vontade própria.

As pessoas, ao acordar, não levantam com vontade de ir ao dentista, mas acordam com vontade de frequentar serviços como salão de beleza, manicure, shopping center, dentre muitos outros. Entender como transformar essa experiência negativa em positiva era o meu desafio.

Sempre me preocupei com outros conhecimentos além do técnico e científico e sabia que a grande maioria dos dentistas é formada para montar o seu próprio negócio. No entanto, não são preparados para tal e essa era minha vontade. Sabia que precisaria levantar a bunda do mocho e entender um pouco mais de outros aspectos, já que havia escolhido o empreendedorismo de atender em um consultório odontológico como opção de negócio. Com isso nunca parei de realizar cursos em outras áreas. Comecei a perceber, com o tempo, que para cumprir a missão maior da escolha da minha profissão, que era trazer felicidade aos meus pacientes, eu precisava ter a habilidade de perceber quais eram os seus medos, ansiedades e frustrações, pois eles eram a verdadeira razão da minha existência como profissional. Colocar-me no lugar deles era a principal forma de conseguir transformar a sua vida e não apenas modificá-la naquele momento pontual. **Entendi então que o conceito para que isso acontecesse era chamado de EMPATIA!!!!!!**

Mergulhei profundamente nesse conceito e me apaixonei por ele, comprovei que, quanto mais empáticos somos, melhor profissional e consequentemente melhor filho, melhor marido, melhor colega, melhor amigo nos tornamos. Mergulhar na cabeça do outro e tentar entender com o seu olhar as suas necessidades, frustrações e medos é completamente diferente e encantador para aqueles que a exercem. E em pouco tempo esse conceito repercutiu na minha vida de forma muito positiva. Em menos de um ano de formado já conseguia atuar apenas na minha especialidade, e olha que ainda não tinha terminado a minha especialização em Periodontia. Naquela época, isso era bastante difícil! Ter uma agenda cheia de uma especialidade em menos de um ano de formado, sem tantos recursos digitais de prospecção de clientes, era bastante raro para a época.

Quando temos empatia na Odontologia temos a capacidade de fazer com que os nossos pacientes sejam parte da nossa família. E família a gente não trata bem, família a gente cuida!!!!!!! Essa sempre foi a minha bandeira, e durante muitos anos compartilhava com minha pequena equipe de duas pessoas esse conceito.

Em 2009, depois de cinco anos de atuação, o espírito empreendedor falou mais alto. Se tudo aquilo que acreditava fazia bem para os pacientes, e me fazia ter a possibilidade de me diferenciar profissionalmente, por que não escalonar esse processo e poder levar esse conceito para mais pessoas? Foi quando, em

2010, me juntei a três sócios e inauguramos uma franquia na qual na época trabalhavam em média 30 pessoas. Era um desafio muito grande mas o sonho de poder fazer aquele conceito exponenciar era enorme. E um ano e meio depois (2012) veio uma grande decepção: estávamos falidos. Percebi que aplicar conceitos para outras pessoas não era tão fácil como aquele jovem destemido chamado Bruno Rosa acreditava.

Acredito demais que fracassos são degraus importantes para a caminhada do sucesso na sua vida. Reformulamos a sociedade, alguns sócios foram mudados e saí da área clínica para assumir definitivamente a gestão e o marketing da empresa. Se eu queria mudança precisava buscar isso em mim mesmo. Fazer essa mudança sem ter capital de giro foi um desafio imenso. Trocar equipe, inserir uma cultura e saber a quem dever menos foi uma fase muito difícil, mas de um aprendizado fantástico para minha vida. E depois de mais dois anos (2014) veio um resultado que demonstrou que estávamos no caminho certo: fomos a clínica de maior ticket médio da rede de mais de 180 clínicas. E foi quando percebi algo que tinha e não sabia, que era capacidade de liderar uma equipe boa, treinada e motivada (nessa ordem de importância). Dentistas em geral têm uma grande dificuldade em delegar, somos artesãos do nosso trabalho. Estudamos, nos especializamos e fazemos toda nossa formação voltada para o indivíduo dentista e não para a equipe. Fazer uma equipe abraçar a causa talvez seja o grande desafio. Muitas vezes o nosso sucesso é o fracasso dos nossos colaboradores, se não existir uma missão maior. Quanto mais pacientes você tem, mais trabalho para os seus colaboradores, ou seja, **seu sucesso é o fracasso deles!!!!**

Percebi nesse momento o quanto era importante ter uma missão, e mais do que isso, transmitir essa missão para todos aqueles que participam do processo era tão importante quanto tê-la.

Vejo na Odontologia algo muito peculiar em relação aos dentistas, percebo um amor muito grande pela profissão escolhida. É muito comum, numa roda de dentistas em horário de lazer, que o primeiro assunto que acaba surgindo na conversa seja exatamente o trabalho do dia a dia. A pergunta que sempre me fiz era: será que os nossos colaboradores têm esse mesmo amor pela profissão escolhida? Será que eles conversam sobre o seu trabalho com tanto amor quanto os dentistas? Será que eles vivem intensamente os sete dias da sua semana ou sobrevivem cinco dias para viver apenas os dois do fim de semana?

Em 2015 montei uma empresa chamada Encantadores de Pacientes. O principal objetivo era poder levar essa experiência e esse conceito para outros dentistas, tentar entender melhor o mercado e os quatro grupos que estão nesse setor (dentistas, colaboradores, prestadores de serviços e os pacientes) e trazer um modelo de encantamento para todos que participam desse processo. Em pouco tempo já estávamos em outros setores da saúde, como Medicina, Fisioterapia, entre outros. E começamos a trabalhar em treinamentos de qualidade de atendimento em grandes hospitais e laboratórios pelo Brasil.

Tornei-me, então, palestrante e consultor de marketing e gestão para profissionais e empresas da saúde. Tive a oportunidade de palestrar por todos os estados brasileiros, levando esse conceito e, mais do que isso, aprender demais com os diversos encantadores de pacientes que tive a oportunidade de conhecer nessa caminhada.

Durante essa troca de experiências com dentistas de todo o Brasil, algumas características foram marcantes naqueles que se diferenciavam ao longo do tempo na sua profissão. A primeira delas era o amor pela profissão escolhida, ninguém consegue ser plenamente feliz se não trabalhar naquilo que ama. Passamos quase metade do nosso tempo envolvidos com o trabalho e, se você não amar demais a sua profissão, dificilmente terá qualidade de vida e, acima de tudo, não será feliz. Segundo aspecto era a capacidade de delegar e treinar os seus colaboradores, esse é fundamental para você transformar funcionários em colaboradores. Como o próprio nome diz, colaborar significa participar do processo e do sucesso, e isso depende dos estímulos que damos às pessoas. Na saúde os colaboradores devem ter três características para que o atendimento e a sua vida sejam encantadores: Amar atender pessoas, treinamento e motivação! O problema é que a motivação é cíclica, se não estiver sempre sendo trabalhada, a desmotivação tende a prevalecer e o resultado não será o mesmo. **Só encanta quem está encantado!!!!!**

Um aspecto relevante que encontrei na maioria das pessoas que eram diferenciadas em relação ao cuidado com seu paciente é que todas elas se preocupavam muito mais em ser importantes do que famosas para eles. Ser famoso significa ser conhecido perante as pessoas, mas você não significa nada para ninguém. Ser importante significa se importar com as pessoas e isso sem dúvida nenhuma faz toda diferença na longevidade na carreira do odontólogo. Pessoas importantes são insubstituíveis e se tornar importante requer empatia, cuidado e encantamento.

Essa vem sendo a minha missão nos últimos anos, acreditar que a Odontologia transcende a monetização de uma profissão centenária. Ela lhe concede a possibilidade de transformar a experiência de alguém que chega com uma expectativa muito baixa do que a espera no atendimento em uma experiência encantadora!!!!!!

3

Os 5 passos fundamentais para ser um Dentista Referência

Carla Alvarenga

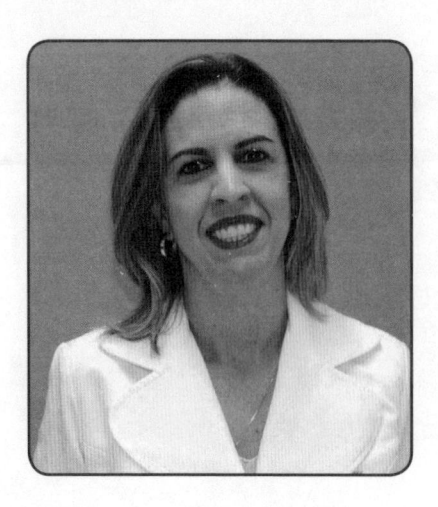

Carla Alvarenga

Cirurgiã-dentista pela FOP-Unicamp em 1995. Especialista em Odontopediatria e Ortodontia. Possui MBA em Marketing. Sócia-fundadora da DentalKids, a maior clínica de Odontopediatria da região metropolitana de Campinas. Com mais de 65 mil pacientes atendidos, entre crianças, adolescentes e adultos em suas clínicas.

Idealizadora do método Dentista Referência, Marketing na prática, para cirurgiões-dentistas que buscam ascensão profissional, diferenciação da concorrência e valorização dentro da Odontologia. Sua missão é dividir com os demais dentistas como transformou um pequeno consultório em uma das principais clínicas de Odontologia de sua região, multiplicando o seu faturamento em mais de 30 vezes ao longo de sua carreira.

Os 5 passos fundamentais para ser um Dentista Referência

O sonho de ter o próprio consultório infelizmente se torna um pesadelo para inúmeros cirurgiões dentistas.

A maior dificuldade dos profissionais dessa área é atrair bons pacientes para os seus consultórios e fechar tratamentos com valores mais justos. Muitos reclamam do faturamento baixo e sentem-se desvalorizados na profissão.

Talvez você que está lendo este livro esteja passando por essas mesmas dificuldades e não saiba o que fazer para realizar os seus objetivos. Talvez se sinta cansado, desanimado, com falta de energia, e isso afeta até a sua felicidade, seus relacionamentos.

Foi o que aconteceu com o colega e amigo A.C., com 28 anos de formado, consultório próprio, ortodontista, ótimo profissional, mas não teve a atenção necessária com o seu marketing e com a gestão. Resultado? O seu faturamento caiu

60% e hoje ele está buscando trabalho em grandes clínicas, pois precisa com urgência ganhar mais para sustentar a família.

Até 30 anos atrás, bastava ter especialização e um bom consultório que a clientela se formava e o colega era bem-sucedido, ganhando o suficiente para a sua família ter uma vida confortável. A concorrência era consideravelmente menor e a exigência do mercado também. Hoje não é mais assim.

De acordo com uma pesquisa recente da BBC News, existem mais de 280 mil cirurgiões-dentistas somente no Brasil, 15% de todo o mundo. E mais de 9 mil entrando no mercado de trabalho todos os anos. A grande concorrência levou a nossa profissão à guerra de preços, o que desvaloriza, e muito, a nossa classe. Isso causa desânimo e frustração entre os colegas, que, muitas vezes, acabam abandonando a profissão ou ficando estagnados.

A nossa formação, durante a graduação, não se alterou desde a época em que eu estudei Odontologia na Unicamp, há mais de 20 anos. As técnicas odontológicas se atualizaram, novos materiais, novas tecnologias, mas... o curso continua formando cirurgiões-dentistas completamente despreparados para enfrentarem a concorrência e alcançarem suas metas. Muita teoria e pouca prática, principalmente no que diz respeito ao dia a dia do consultório, dos desafios e dificuldades a serem enfrentados. Não se fala da importância do Marketing, da gestão de pessoas, da gestão financeira, da importância em ser uma referência na sua área em sua região. E, por isso, grande parte dos colegas permanece perdida e desanimada. Segundo o Sebrae, mais de 50% das pequenas empresas fecham porque não sabem divulgar o seu negócio, não sabem se têm lucro e falham na gestão. E nós, dentistas, estamos inseridos nessa estatística.

Apesar desses dados desanimadores, existem inúmeros casos de dentistas que alcançaram a valorização profissional, satisfação em atender seus pacientes, crescimento e faturamento saudáveis. Destacando-se da concorrência, fazendo diferente. Esta é uma profissão que pode trazer uma rentabilidade incrível. Redes de farmácia e supermercados têm uma lucratividade de 2% nos produtos que vendem e, ainda assim, faturam milhões com essa margem pequena. Já um consultório odontológico pode ter uma margem superior a 35%. Então é fato que existe uma oportunidade inegável para o cirurgião-dentista.

Eu vou lhe falar neste capítulo quais são os 5 passos fundamentais para que você se torne um desses profissionais. Mas, antes, vou contar um pouco da minha história para que você entenda como eu cheguei até aqui.

Eu sou Carla Alvarenga, nasci em Boston, Estados Unidos, vim para o Brasil bem pequenininha. Minha mãe era professora e meu pai, médico, e foi fazer residência em Patologia lá. Eu sempre gostei da área da saúde, por isso escolhi a Odontologia. O meu sonho era ter um consultório próprio, mas não imaginava os desafios que iria enfrentar. Logo que eu me formei, já abri meu pequeno consultório. Tudo novo, simples, mas a sensação de abrir o meu próprio consultório foi indescritível! Não sei se você se lembra disso ou já passou por isso... Tanta expectativa, alegria, insegurança, medo, tudo junto! Eu me lembro bem... Então eu fui logo fazer a minha primeira especialização, Odontopediatria. Eu sempre gostei de crianças e por isso escolhi essa área. Eu não procurava a especialidade mais rentável, mas aquela que me desse mais prazer em trabalhar. É claro que nessa época eu tinha pouquíssimos pacientes, a maioria parentes e amigos. E ainda os mais corajosos...

Foram três anos de curso e a minha agenda continuava praticamente vazia, três a quatro pacientes por dia só... Mal conseguia pagar as contas do consultório. Eu estava ficando desanimada, frustrada. Eu trabalhava sozinha. Meu custo era baixo e eu ganhava pouco. Eu sabia que dava um ótimo atendimento aos meus pacientes e alguns até me indicavam. Eu estava preparada tecnicamente para tratar das pessoas, mas elas não chegavam como eu esperava. E eu ainda não sabia que teria de fazer ações diferentes no consultório para atrair e fidelizar meus pacientes. O crescimento era lento demais... Daí eu resolvi fazer Ortodontia, pensando que fosse resolver o meu problema de falta de pacientes. Investi em mais uma especialização. Eu ouvia, na época, que essa era uma área muito boa, que dava uma ótima rentabilidade. E eu fui. Eu já gostava desde o tempo da faculdade. E foi durante esse curso que eu tive a oportunidade de fazer um MBA em Marketing na Odontologia, que me abriu a cabeça para novas ideias, novas perspectivas. Eu comecei a ver a Odontologia de uma outra forma. Mas eu não tinha um passo a passo para seguir, alguém para me mostrar a direção. Não sabia por onde começar. Contratei uma recepcionista, mas com o que eu ganhava só conseguia pagar as contas do consultório. O meu faturamento tinha aumentado, mas as despesas também. Não sobrava nada. Nessa época eu já tinha minhas duas filhas. Meu marido trabalhava em São Paulo, era engenheiro, e era ele quem sustentava a casa. Como ele viajava todos os dias, eu tinha que cuidar das meninas, da casa, e trabalhar no consultório. Ou seja, não conseguia me dedicar como eu queria.

Até que aconteceu um fato que mudou completamente a minha vida profissional. O meu marido chegou em casa numa sexta-feira à noite, cansado, desanimado, e me falou que a gente precisava conversar. Então me contou que tinha acabado de perder o emprego. A empresa onde ele trabalhava estava com dificuldades financeiras e estava demitindo parte dos funcionários. Inclusive ele. Naquela hora, eu pensei comigo: o que é que vai ser da minha família? Nós tínhamos duas filhas pequenas para sustentar, e eu queria dar uma vida confortável a elas. Como iria ser? Foi muito difícil. Aquele momento foi um dos mais difíceis da minha vida. Eu não sei se você já sentiu isso, que o seu futuro e *o futuro dos seus filhos estavam em risco. Passamos alguns dias pensando em uma solução e chegamos à conclusão que o meu consultório tinha que dar certo, tinha que dar lucro. Eu aprenderia o que fosse necessário para isso acontecer. O meu marido me apoiou nessa decisão. Eu já tinha um negócio próprio nas mãos, o meu consultório. E, a partir desse momento, tudo mudou. Eu tinha que fazer meu consultório gerar renda suficiente para sustentar a nossa casa. Mas eu precisava de mais pacientes. E eu tinha pouco tempo e pouco recurso para investir. E então eu comecei a fazer várias ações de Marketing e tive os primeiros resultados. Eu estava realmente determinada. No primeiro mês, o meu faturamento aumentou 50%. Fiquei animada e fui fazer mais cursos, agora fora da minha área, aprender com outros empresários bem-sucedidos o que poderia funcionar para um consultório odontológico. Muitas coisas que eles faziam eu apliquei no meu negócio, sempre adaptando para a Odontologia, fazendo testes, acertando e errando. Passei a entender quais eram os passos mais importantes e fundamentais para que um consultório tivesse sucesso. Aos poucos, eu estava criando um método meu, tornando-me uma Dentista Referência, através de um passo a passo que me levou a ter muitos pacientes e elevar o meu faturamento. E, em exatos quatro meses, eu consegui atingir o meu objetivo: minha agenda estava cheia e eu faturando 180% mais, o suficiente para sustentar as contas de casa e do consultório. Detalhe, sem trabalhar demais. Eu poderia agora viver bem com a minha família dependendo somente do meu negócio. Desde então, minha agenda nunca mais esvaziou. Hoje eu coordeno minhas três clínicas e estamos crescendo ano após ano.*

Durante anos, muitos colegas me perguntaram como eu conseguia atrair tantos pacientes e o que eu fazia. Por isso eu resolvi dividir com muito carinho o meu conhecimento e a minha experiência de mais de 20 anos com aqueles que querem crescer na profissão. Através das redes sociais eu compartilho com colegas de todo o Brasil o dia a dia do consultório. Sou uma dentista de mocho, atendendo pacientes, cuidando para ter excelência no atendimento como um todo, orientando colegas e funcionárias que trabalham comigo, ou seja, eu sei muito bem das dificuldades que os colegas enfrentam e como superá-las. Eu tenho as cicatrizes marcadas no meu corpo. Mas se eu tivesse, naquela época, alguém para me orientar, eu teria superado os desafios e alcançado meus objetivos com maior velocidade, evitando assim vários erros. E a minha MISSÃO, hoje, é dividir meu conhecimento e experiência com aqueles colegas que querem ter sucesso na nossa profissão.

Mas então, como superar esse desafio e conquistar tudo aquilo que se sonhou lá no início da profissão? É sobre isso que eu vou falar aqui para você. E mostrar que é possível!

Durante todos esses anos de experiência, eu desenvolvi um método baseado em 5 passos, para que o cirurgião-dentista se transforme numa Referência na sua área, destaque-se como um líder no seu mercado, superando qualquer desafio.

Os 5 Passos fundamentais para ser um Dentista Referência são:

1. *Clear Mind* - Clareza

Saber exatamente quais são os seus objetivos é fundamental.

Clareza ao definir quem é o seu público-alvo, ou melhor, quem você atrai ou quer atrair para o seu consultório. Conheça-o profundamente.

Clareza de qual problema do paciente você resolve. E isso vai além do tratamento que é oferecido a ele. Faça um mapa da Jornada de Consumo do seu Cliente. Desde o momento em que ele decide que precisa ir ao dentista até o momento do retorno. Daí entenda quais são os problemas que o cliente tem durante essa Jornada. E planeje ações para resolver esses desafios.

Clareza ao definir os pontos mais importantes para que você alcance uma agenda cheia e faturamento alto.

Clareza ao escolher o melhor canal de Marketing, dentre 19 canais de aquisição de pacientes que existem.

Este é o primeiro passo para você crescer, diferenciar-se da concorrência e se tornar uma Referência. E dele depende o sucesso dos próximos 4 passos.

2. *Obsession* - Obsessão

O dentista é um profissional apaixonado pelo que faz. Está sempre em busca do melhor resultado para o seu cliente. E essa característica, a paixão, deve ser aproveitada no sentido de satisfazer totalmente o desejo dele. Ao ter claro qual é o problema que você resolve, seja obcecado em resolvê-lo, com a melhor técnica e gerando o resultado mais satisfatório e incrível "do mundo". A técnica deve ser precisa, com um resultado excelente.

Sempre se perguntando se o que você oferece está de acordo com o que o seu público deseja e pode pagar. Lembre-se, você tem um negócio nas mãos que precisa gerar renda suficiente para que você possa viver da Odontologia como sempre sonhou.

Não se encolha diante dos "gigantes". Você também pode ser grande, se oferecer o que há de melhor para os seus pacientes, sendo percebido como Referência na sua área.

3. *Customer Centric* - Cliente no Centro

A busca por satisfação e felicidade do cliente deve ser o ar que o seu consultório respira em todos os níveis, em todas as metas, desde o primeiro contato dele com o seu negócio até a finalização do tratamento e retornos periódicos. De fato, sem o cliente não existe empresa. A lógica mais simplista do mundo é comprar e vender, então o dentista precisa do comprador ou cliente. Por isso, é tão importante você ter clareza de que quem direciona todas as decisões tomadas no consultório é ele, o cliente. Seus medos, suas expectativas, seus desejos em relação a você e a seu serviço são a base para o tipo de comunicação que você vai escolher.

Na prática, faça uma lista de Medos ou Problemas e Desejos ou Expectativas que o seu cliente tem que o faz procurar você.

Experiências incríveis fazem com que o cliente RECOMENDE o serviço para outras pessoas. Portanto, o cliente é rei e deve ser tratado dessa forma.

4. *Data Driven* - Direção baseada em dados

Toda decisão que você tomar no seu consultório deve ser baseada em dados, números. Uma boa gestão fornece dados essenciais para direcionar o crescimento do seu negócio.

Por exemplo, existem 19 canais de aquisição de pacientes que você pode escolher para divulgar o seu serviço. Ao escolher um dos canais e executar o Marketing, você precisa saber se essa ação está gerando o resultado esperado, para decidir se investe mais ou não. Se permanece nesse caminho ou escolhe outro canal.

Sem números, o seu consultório fica à deriva, como um barco sem comando.

Os números de faturamento, custos, novos pacientes, de atendimentos são alguns dados importantes para mapear o seu negócio.

5. *Join Groups* - Parcerias

Nossa profissão é muito solitária, passamos horas e horas isolados do mundo lá fora, somente preocupados com os atendimentos do consultório.

Fala-se muito, nos dias de hoje, da importância de se ter um mentor. Ele dá o direcionamento baseado em suas próprias experiências e de outros empresários para quem busca velocidade e segurança no processo de crescimento. É como ter um GPS que mostra qual é o melhor caminho, o mais rápido e seguro para você seguir e alcançar suas metas.

Fazer parte de um grupo de colegas e empresários de outros setores também é extremamente importante. A troca de ideias e experiências pode ser um ponto-chave para o sucesso. Os membros se apoiam, tornando-se mais fortalecidos.

Uma comunidade de dentistas tem colocado este método em prática, aprendendo quais ações devem realizar para atingirem suas metas e com resultados animadores. Trocam experiências e aprendem uns com os outros. Alguns tiveram um aumento de 30% no seu faturamento em apenas dois meses, outros aprenderam a fazer Marketing Digital de maneira ética e aumentaram a fidelização de pacientes em 40%, com uma elevação clara nos seus rendimentos. E estão cada vez mais confiantes no crescimento do seu negócio, pois agora têm uma direção a seguir. E isso é fundamental para que não se perca tempo nem investimento em ações que não gerem resultado.

Para se tornar uma Referência na área em que atua e na sua região, o cirurgião-dentista precisa dos 5 passos, que se complementam e são a base do método Dentista Referência, que traz técnicas de Marketing e Gestão eficientes, de forma prática, para a Odontologia. Capacita o cirurgião-dentista a realizar o seu sonho na Odontologia, atingindo suas metas.

Então, se você quiser realmente ser uma Referência na sua região ou cidade, e eu recomendo fortemente que você seja, se quiser uma transformação positiva, realização profissional, alegria ao atender seus pacientes, sentindo-se valorizado, ter aumento de faturamento que possibilite realizar aquilo que sempre sonhou com a profissão, vamos juntos fazer da Odontologia uma nova realidade, de prosperidade e abundância!

Um abraço carinhoso!

4

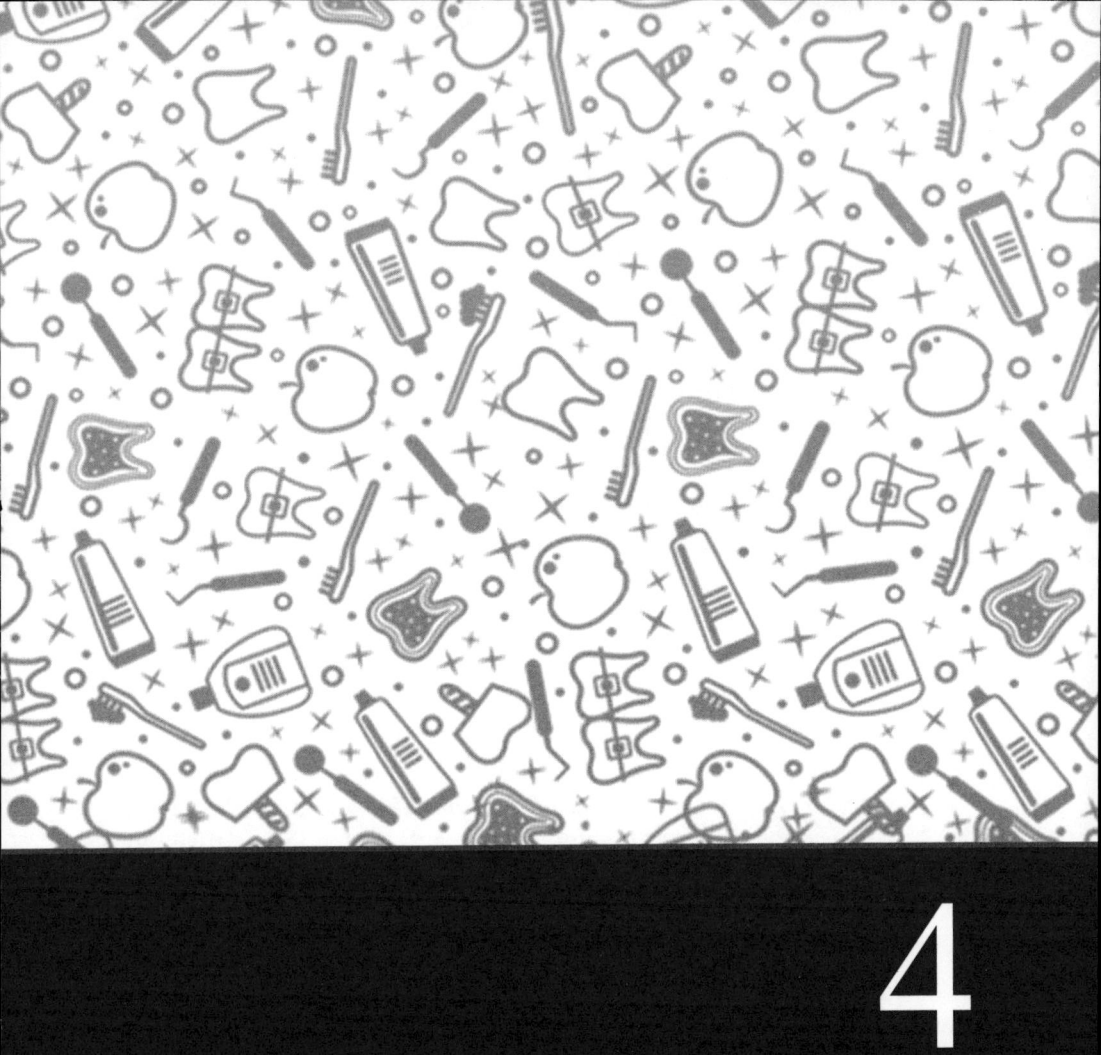

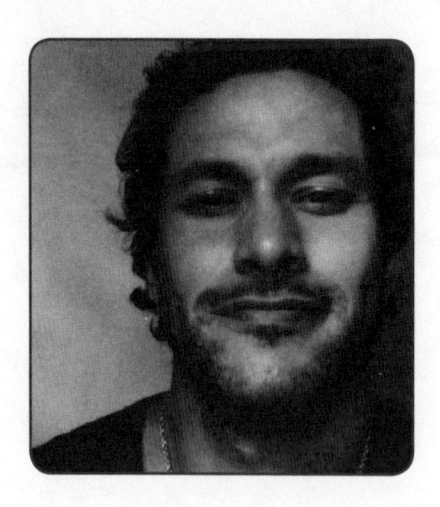

João Queijo

Cirurgião-Dentista de formação, endodontista por um desafio. Professor coordenador de pós-graduação por inconformismo. São sete anos de formado dos quais seis dedicados exclusivamente à arte da Endodontia. Atualmente Mentor&Coach por vocação. São 100 anos de vida em 30 anos do relógio, agora voltado à arte de desenvolver consciências através da alta performance, através do autoconhecimento.

Coidealizador do treinamento de Alto Impacto, método D.O.D., um treinamento de Empreendedorismo de Alta Performance em Odontologia, que, além de criar *cases* de sucesso, tem criado *cases* de vida.

Buscador da verdade por essência.

Buscador da verdade por essência

Nasci em São Paulo, Capital. Cidade na qual resido desde minha infância.

Cresci com minha mãe, viúva de meu pai logo aos meus três meses de nascimento, o que fez com que mudássemos de casa para um apartamento até meus seis anos de idade. Casa essa para a qual voltamos após este período. Minha mãe sempre trabalhou para poder me criar, passou grande parte da minha infância fora de casa, para poder me dar a vida que pude ter (obrigado, mãe), à exceção das férias, quando viajávamos para o interior de MG, na cidade natal dela ou outros locais de férias, meus avós sempre ajudaram a cuidar de mim. Meu avô, que já está no outro plano, me levava ao colégio, ele ou meu tio, irmão de meu pai, e sempre me deixavam escolher o caminho, principalmente meu tio, que perguntava: "E aí, por onde vamos hoje?". Se não me falha a memória, havia três caminhos, um mais longo que o outro e era eu quem escolhia, depois de bater um "rangão" na casa da vó Maria. Quando tocava o sinal da escola eu ia para o estacionamento do meu avô que sempre me esperava para me levar para casa, pelo que me lembro, ele me dava sempre um real para eu comprar minhas gordices de criança na quitanda ali perto, quando não me dava ao final da escola, me dava antes de ir, quando ele me levava. Assim foi, pelo menos até meus 11 anos de idade (se não me falha a memória), e então começar a voltar sozinho para casa. E na minha vida fora da escola, tirando quando eu não estava na casa da vó comendo ou escolhendo o caminho para ir estudar, eu brincava com meus amigos de rua, jogava peão, bolinha de gude e principalmente jogávamos bola, de todos os tipos, campeonatinhos na pracinha do bairro, três dentro três fora no portão das velhas rabugentas, que só porque chutávamos com toda força até os portões estourarem vinham brigar com a gente! Rsrs...

Assim foi minha infância até meus 14 anos, quando mudei de escola e conheci amigos que carrego no peito até hoje. E agora já não ficava mais tanto na rua, estudava de manhã e ao final da escola sempre íamos à casa de alguém para jogar videogame, "fazer trabalho" da escola, entre aspas, porque a gente sabe que era uma baaaaita enrolação e desculpa pra jogar e falar besteiras entre amigos.

Posso dizer que tive uma infância divertida, uma infância até "normal", não fosse a perda do meu pai aos três meses e do meu avô aos 15 anos.

E quem eram meus pais? Bem, meu pai, Silvio, foi cirurgião dentista, ainda vivo pôde atuar por cinco anos e meu avô, ahhh, meu avô foi batalhador, teve vários cargos/funções, mas já aposentado era dono de um estacionamento, pertinho da escola, daquela que ao final do dia ele sempre me dava um real para comprar besteiras.

Minha mãe, bem, minha mãe foi exemplo de mãe, daquelas que fazem de tudo pelo filho, a ponto de sacrificar muito de si para me dar tudo que pôde dar, boas escolas, bons brinquedos na infância, viagens, nunca deixou faltar nada. Ela é trabalhadora, foi uma guerreira, começou ainda na sua infância lá no interior das Minas Gerais, mais especificamente no Triângulo Mineiro, Tupaciguara. Até que já adulta veio para São Paulo, onde conheceu meu pai, e depois de anos parece que uma cegonha me trouxe, quase que caído do céu (é uma parte que fica para outro livro).

Bem e pulando então do momento que a cegonha me trouxe, para até meus últimos anos de colégio, assim cresci, sempre cuidado pela família, especialmente pelos meus avós e mãe, claro, para que eu pudesse focar em estudar e ir atrás do que acreditava que queria fazer da vida: Odontologia.

E, exatamente com 14 anos, tenho bem marcado isso na memória, num aniversário do meu primo Pablo Queijo, me perguntaram o que eu ia fazer quando crescesse e respondi que queria ser dentista, devolver sorrisos, esse dia me marcou, acredito que foi a primeira vez que respondi com mais convicção o que faria. Pois mesmo tendo um tio dentista (justo aquele que me deixava escolher o caminho da escola) e este primo, eu não cresci dentro de consultório. Muito pelo contrário, a primeira vez que fui passar uma tarde acompanhando alguma rotina de clínica foi quando já estava no cursinho, com dúvida entre Arquitetura e Odontologia. Sim, tive essa dúvida, mas foi rápida.

Não tive uma influência direta para que eu pudesse fazer Odontologia, mas acredito que houve sim algo bem inconsciente que pode ter me influenciado.

Mas a decisão final, o dia em que falei "é isso", foi quando, após um ano de cursinho, que me serviu de aprendizado para aprender a 'talvez' gostar de estudar e um segundo ano, quando parei na metade e fui trabalhar com telemarketing cobrando dívidas de cartão dos outros e depois numa loja de suplementos alimentares, me lembro até hoje...

Havia escolhido estudar na UMC (Universidade Mogi das Cruzes), antiga OMEC, a universidade em que meu pai e meu tio estudaram. Eu acordei cedo neste dia pois iria de trem para Mogi das Cruzes e foi ali minha primeira viagem nesse modal. Uma viagem não tão segura pois em 2007 não eram todos os vagões que tinham os vidros das janelas e das portas! Mas quando cheguei na estação Estudantes, me lembro até hoje, da roupa que estava na bolsa que levava, me lembro do riso no rosto que eu estampava, do cheiro desta cidade que me acolheu durante dois anos, onde passava dias inteiros e voltava para São Paulo apenas para dormir. Lembro-me de ter ido conhecer o campus e a direção da Odonto, que por um espanto, quando fui conversar com a diretora do curso, ela já sabia de mim logo quando fiz vestibular! Bem, eu seria o terceiro Queijo a estudar Odontologia em Mogi das Cruzes e, convenhamos, meu sobrenome não é difícil de esquecer!

E esse dia ficou marcado em minha memória, tive naquele dia certeza de que 'era isso'.

Até que chegou o primeiro dia de aula, sim, lá era isso mesmo, tirando os veteranos que queriam minha cabeça, ou meu fígado, tive uma primeira aula que não esqueço até hoje com um professor pelo qual tenho um carinho enorme, que disse que nós não éramos tapadores de buraco, mas sim restauradores de sorrisos.

Ao fim dos 50 minutos de aula fomos jogados na mão dos veteranos e aí, bem, já sabemos. Rasparam o meu cabelo, me pintaram, jogaram farinha e por aí vai. Claro, perdi o senso depois da quarta dose de pinga. Aceitar o trote e topar brincar não é fácil não! Minha ressaca daquele dia nem diga.

Após esse período de trote, fui me envolvendo no meio acadêmico, na segunda semana entrei para a diretoria do Diretório Acadêmico, no qual depois assumi a presidência no final do meu primeiro ano e continuei no segundo, até me mudar de universidade e terminar meu curso em São Paulo, na já extinta Uniban.

Durante meus quatro anos de universidade passei longe de ser aluno modelo! Era do fundão, chegava atrasado em algumas aulas, em outras eu saía pra tomar café ou resolver questões do Diretório Acadêmico ou até do COMUNS/MG, o Conselho Municipal de Saúde de Mogi das Cruzes, do qual pude participar durante um ano. Era um aluno mediano, passava às vezes raspando ou, como uma vez, bombei. Endodontia, de que por ironia do destino mais para frente seria até professor. Quando estudava tirava notas tidas como boas, mas sempre fui consciente de que eu era o único responsável pelas minhas notas, se eram baixas era porque eu não havia estudado o suficiente, então nunca argumentei com professores sobre notas. E, claro, EU NUNCA COLEI! JAMAIS! Pessoas do fundão não fazem isso, não trocam provas! Rsrs... mas, falando sério, poucas foram as vezes que fiz algo assim, gostava de ser responsável único pelos meus resultados. Ok que isso por vezes me deixava suando frio, mas assumia as consequências.

Quando em São Paulo, as coisas foram mais leves, passei a não ficar mais o dia todo na universidade, a dinâmica era diferente de Mogi, então em 2010 comecei a acompanhar meu primo alguns dias no consultório. Entre 2010 e 2011 pude passar alguns meses com meu primo, e uma vez ele me perguntou:

— De qual matéria você mais gosta? – Prótese! – pois gostava do trabalho manual, dos detalhes das curvas da prótese.

— Qual matéria você não gosta? – Endodontia, Pxxx matéria chata!

— Talvez você não goste porque você não saiba. – E, pronto, essa frase ficou arquivada em minha mente.

Eis que chegou o grande dia, da colação, eu fui o escolhido para ler o juramento. Tremia mais que vara verde. Canudo na mão. Cirurgião-dentista, em 19/12/2011.

Nos dias seguintes à colação já havia protocolado meu CRO e com protocolos em mão fui procurar trabalho. Bater na porta de umas clínicas, eis que iniciei numa que ficava a exatos oito minutos a pé da minha casa.

Neófito de alta rotação na mão. Com a coragem de fazer o melhor que podia fazer. Segui assim meu primeiro ano, muitas experiências, muito aprendizado. Passando a entender a realidade de fato.

E, durante este primeiro ano, claro que não pude deixar de me lembrar da frase de meu primo, busquei uma atualização de Endodontia, e verdadeiramente eu não sabia que não sabia. Iniciei o curso e terminei daquele jeito. Não fiquei satisfeito com isso, não fiquei feliz com meu resultado, pensei comigo: "eu vou ser bom nisso". Setembro de 2012, iniciei minha pós-graduação em Endodontia. Com a equipe de alguém que depois entenderia que seria um guru para minha vida, Ruy Hizatugu.

Não iniciei minha pós, mergulhei de cabeça! Eu submergi no mundo da Endodontia, a ponto de ter decidido que desde 04/01/2013 para frente eu faria apenas Endodontia, como foi, como ainda é.

Foi um mergulho tão profundo que nesta época abri mão da minha saúde, engordei em seis meses 15kg. E sacrifiquei também o relacionamento que tinha na época. Ela até me alertava que eu apenas falava de trabalho e que estava engordando, mas nunca dei muita atenção. Pois estava tão imerso que, num consultório em que trabalhei por seis meses, eu atendia em média 90 pacientes de Endodontia por mês, finalizando uma média de 70 pacientes em sessão única. E isso eram apenas três dias da semana e dois sábados do mês, terças e quintas eu ficava noutras clínicas. As quais me acolheriam quando eu atingisse o pico de estresse após seis meses. E assim fui, com tanto foco que no final do primeiro ano da minha pós-graduação negociei meu microscópio operatório e sensor digital. Seria um grande passo, para alguém que ainda era recém-formado.

Além da clínica era muito atuante num grupo de estudos de Endodontia, num fórum online, em que fui introduzido pelo meu coordenador e mestre Ruy.

Assim foram meus dois anos de pós, muito, mas muito estudo mesmo. Às vezes algumas discussões calorosas em fóruns acadêmicos. E claro, muita, muita prática clínica sempre.

Passada minha pós fui trabalhar com meu primo, que me convidou para ser seu endodontista e onde instalei o microscópio operatório e pude ali estabelecer minha base por um tempo.

Sempre fui tão focado no trabalho que ao final da minha pós veio o término do meu namoro, com mais uma série de acontecimentos que foram me conduzindo a talvez olhar para fora do mocho.

E, claro, em todo término de namoro tendemos a nos cuidar mais, comigo não foi diferente, seis meses depois estava eu lá, todo bonitão. O que contribuiu para, junto com meu sobrenome supercomum, as piadinhas de pacientes...

Piadas de todos os tipos. Aliás as piadas com 'queijo' sempre me acompanharam. Então, se você pensou em algo, pode apostar que já me falaram! Não importava a idade ou gênero, sempre ouvi brincadeiras, mas sempre com um sorriso estampado, afinal, se estavam brincando quer dizer que estava tudo bem!

O desafio não foi lidar com as piadas, mas com os medos. Sempre fui bom de prosa, gosto de conversar. Gosto de ouvir. Por atender uma especialidade de que muitos têm medo e traumas, aprendi a ser paciente com meus pacientes. Principalmente hoje em dia. Prefiro usar uma consulta inteira para conhecer meu paciente e entender seu contexto do que lhe causar mais trauma. Cheguei até a conduzir Hipnose para poder atender uma mulher. Mas geralmente um bom papo, praticar a empatia acalma o paciente e ele permite, mesmo que com seus medos e traumas, que o tratemos.

Durante minha jornada de acadêmico e formado foram tantas coisas vividas que se pudesse dar um conselho àqueles que vão cursar Odontologia ou estão na faculdade eu diria:

Conhece-te a ti mesmo.

Tirando a época de recém-formado em que fiz de tudo para me alistar como voluntário para o Exército Brasileiro, cheguei a ligar para as 12 bases militares do país, mas não consegui, nunca tive vontade de atuar no serviço público.

Atualmente, estou junto com meu sócio num projeto piloto social, mas que ainda está em *off*, portanto, aguardem novas páginas.

Muitas pessoas alegam que o mercado para os profissionais da Odontologia está saturado e acredito que, sim, é verdade, dados mostram essa realidade. Porém isso não significa que esteja sem oportunidade. A grande questão da Odontologia nestas regiões é o profissional conhecer a si mesmo. É saber aonde quer chegar. Mais do que o mercado saturado, são os dentistas saturados de informação e ausentes de reflexão, o que possibilita a inovação, impossibilita empreender.

Certamente vale a pena trabalhar fora da região de maior saturação. Aqueles que ainda estão dispostos e quiserem se arriscar devem ir, as possibilidades são imensas para aqueles que se permitem ir além. Para aqueles que se permitem arriscar um pouco mais. Não quer dizer que será mais fácil, mas, talvez, seja uma jornada frutífera.

O sucesso não é um ponto de chegada. O sucesso é uma

jornada a ser caminhada. E esta caminhada começa pelo Eu interior. Pois o sucesso é um reflexo da observação e percepção do mundo, criada pelas ações com as quais conduzimos nossa vida. Portanto, se quer ser um dentista de sucesso, não se compare aos outros. Fracasse! Não tenha medo de errar, pois a cada novo fracasso, a cada nova queda estará um passo mais perto do seu sucesso. E conhecer a si mesmo possibilita leveza nessa Jornada.

Acredite em mim, apesar da pouca idade no relógio, é como se fossem 100 anos de vida. Pois com sete anos de formado já saí da profissão, já voltei. Já ganhei muito dinheiro e já fali, mais de uma vez. Perdi namoros. Conquistei fama em meio acadêmico. Já recebi prêmios em entidades. Já participei do Conselho Regional de Odontologia, já fui diretor de entidade de classe. Já debilitei minha saúde, já debilitei até mesmo meu espírito.

Já fui no fundo do meu poço.

E, creia, isso foi a melhor coisa que me aconteceu! Pois pude então me conectar comigo mesmo. E, num lapso de segundo, uma ficha caiu e minha vida teve sentido. Odontologia, para mim, é uma formação acadêmica que carrego comigo com honra, com respeito, pois me deu muito, mas hoje entendo meu papel, minha vocação, é relacionado a algo que esteve comigo durante toda a minha existência, que vai além das minhas percepções de mim mesmo, que vai além das crenças formadas durante a vida, a facilidade de comunicação, e assim através do ensinar, àqueles que permitirem que assim o faça, ser um agente conector de sua própria consciência, facilitando o caminho, facilitando a trajetória de quem busca na Odontologia seu sucesso.

Pois no dia em que minha ficha caiu, meu mundo clareou. No dia em que a ficha caiu não foi fácil, mas foi maravilhoso, eu entendi meu propósito, minha missão, meu Legado.

E seu eu puder te ajudar a conquistar teu sucesso, tua felicidade, por um instante que seja, terei ali realizado e me conectado com minha Razão de Viver.

Por isso digo a você que lê este trecho da minha história:

Conhece-te a ti mesmo e siga teu caminho 1% além, todo dia.

Pois o Sucesso mora em Você.

Um dia conto a vocês sobre minha vida...

Obrigado.

5

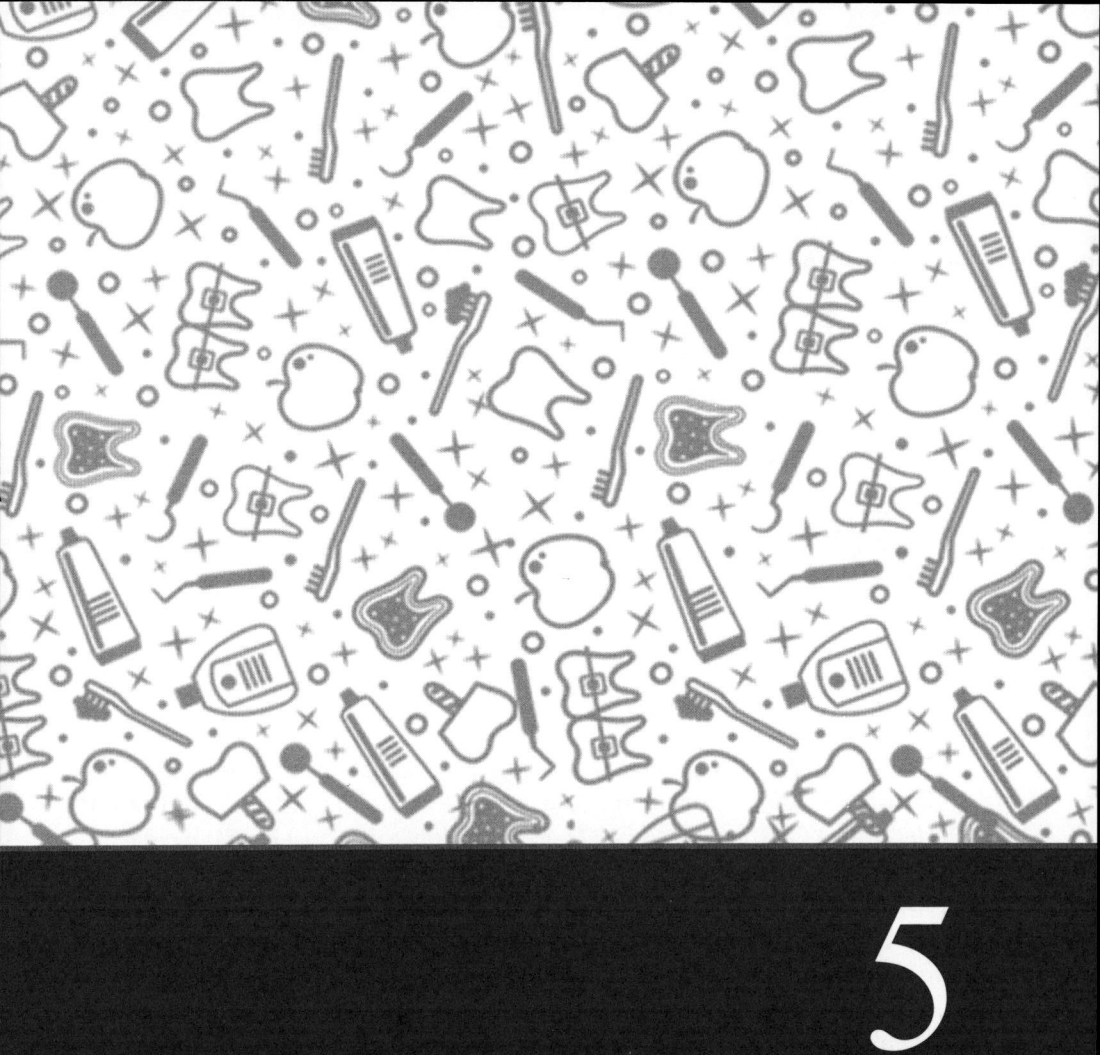

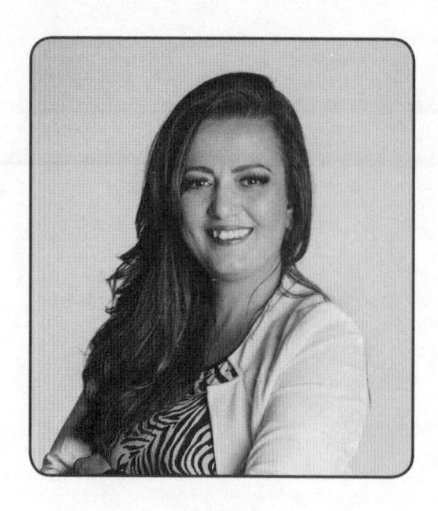

Júlia Assis

Cirurgiã-dentista pela UniFOA em 2000. Especialista em Saúde da Família pela Unec – 2008. Apaixonada pela Saúde Pública, dentista da Família da Prefeitura de Caratinga desde 2001. Foi presidente do Conselho Municipal de Saúde por oito anos, até 2017. O diagnóstico de Doença de Crohn em 1997 e uma grave crise da doença que quase a levou à morte foram os motivos para pesquisar e aprofundar os estudos nas DIIs (Doenças Inflamatórias Intestinais). As dificuldades enfrentadas pelas pessoas que convivem com a Doença de Crohn e a Retocolite Ulcerativa e a falta de informação de vários *steakholders* envolvidos com as DIIs a motivaram a fundar a ALEMDII. Influenciadora digital e autoridade no assunto, realiza palestras sobre: superação, manifestações bucais das DIIs, dificuldades dos pacientes no interior e assuntos relacionados, além de representar os pacientes com DIIs na luta por políticas públicas que beneficiem as pessoas que convivem com essas doenças.

Contatos:
E-mail: julia@alemdii.org.br
Instagram: juliaassisalemdii

Odontologia x Missão

Quem é a dentista embaixo do jaleco? Existe vida além mocho? Com essas perguntas começo a analisar e reviver minha jornada na Odontologia, mas principalmente minha jornada de vida...

Sou Júlia Assis, fundadora, CEO e presidente da ALEMDII. Dedico minha vida a fazer palestras, administrar a ALEMDII e ajudar pessoas com doenças Inflamatórias intestinais. Mas o que isso tem a ver com Odontologia? Para entender isso, precisamos voltar na minha história...

Nasci em Caratinga, interior de Minas Gerais, filha mais velha de três irmãos.

Tive uma infância tranquila e feliz no interior, sempre bastante comunicativa e às vezes um pouco tímida, como todas as crianças. Em casa, nossa vida era confortável. Meu pai era cafeicultor e funcionário público e minha mãe, professora e orientadora educacional. Em Caratinga não tínhamos nenhum familiar, meus pais vieram de Unaí, noroeste de Minas Gerais, e todos os nossos familiares moravam nesta cidade. Todas as folgas e férias era o primeiro lugar a ser visitado por nós. Apesar da distância, aprendemos a importância da convivência familiar com nossos pais e até hoje mantenho esse contato com a família, com idas mais espaçadas, mas o contato e o amor sempre presentes, auxiliados pela tecnologia existente hoje.

Na adolescência, como era costume em Caratinga, quis fazer o ensino médio em outra cidade. E com apenas 15 anos incompletos fui para Governador Valadares estudar em uma conceituada escola. Esse primeiro contato com o mundo foi difícil. Tive que aprender a ter responsabilidades, coisas simples como acordar sozinha e me organizar nos estudos. Desta fase, lembro-me de uma conversa com meus pais. Mesmo tão jovem, eles me disseram que "toda a liberdade e confiança que temos em você poderá ser perdida se não for responsável". Nunca me esqueci desta conversa e mantive uma conduta consciente. Porém, dois anos após me mudar, quis voltar para casa. Senti muita falta da convivência familiar, dos amigos...

Apenas seis meses de volta a Caratinga, com 17 anos, conheci meu grande amor. O Leleco era uma pessoa do bem, divertido, amoroso e nos apaixonamos. Vivíamos grudados, mas, quando terminei o ensino médio, precisava pensar no futuro. Foi sofrida a separação... Com promessas de amor, de mantermos o contato o máximo possível e confiança mútua, mudei-me para Juiz de Fora. Curso pré-vestibular e muitos vestibulares, fui aprovada em Odontologia na UniFOA, em Volta Redonda. A Odontologia até então não estava nos meus planos... Pensava em cursar Medicina (uma escolha meio automática para quem gostava de Biologia e não tinha referências em Odonto). Confesso que me matriculei pensando em posteriormente transferir para Medicina, mas em apenas um semestre me apaixonei pelo curso e com todo o leque de oportunidades que a carreira de dentista poderia oferecer. Sempre penso que a vida faz o melhor para nós e essa foi mais uma prova que tive. Só não havia escolhido essa profissão antes por profundo desconhecimento de tantas atuações possíveis na área.

Nessa etapa da vida, a distância ainda maior de casa, dos amigos e do meu namorado foi a dificuldade inicial... Encontrar pessoas para dividir apartamento com hábitos parecidos também foi árduo. Em contrapartida, a conquista de novas e verdadeiras amizades, a união de pessoas de diferentes lugares iniciando uma nova vida em uma cidade estranha gerou um vínculo incrível, como se formássemos uma nova família.

Em meio a altos e baixos, chegaram as primeiras férias de julho. Voltei para casa e nesta época mais uma história marcou nossas vidas. Meu pai me chamou para uma conversa. Com toda a flutuação da economia, as variações do preço do café, meu pai, que até então nos dava uma vida confortável e, confesso, sem muitas economias, nos explicou que as dívidas ultrapassaram nosso patrimônio. Ele vendeu muitos dos nossos bens para quitar dívidas, inclusive uma fazenda em Unaí, nossa casa e carros. Instalou-se o medo e a preocupação.

Meu irmão mais velho estava cursando Agronomia também em faculdade particular no sul de Minas. Éramos dois filhos em faculdades particulares e em cidades distintas e distantes. Então, nestas férias tivemos nosso primeiro choque de realidade. Instalou-se a incerteza de poder continuar estudando, os gastos imensos não só com a faculdade, mas também com as despesas de moradia. Eu e meu irmão conversamos sobre trancar a faculdade. Neste dia, recebi dele uma força e uma empatia incrível, que até hoje me emociona. Ele me disse que era para eu continuar a faculdade e que o que ele aprendia na faculdade poderia aprender com nosso pai. Que eles se uniriam e me ajudariam a me formar. Fomos conversar com meus pais com essa decisão tomada. Queríamos avaliar se pelo menos eu poderia seguir na faculdade.

Foi aí que entrou outra guerreira! Minha mãe sempre manteve seu trabalho e, juntamente com meu pai, disseram que era para voltarmos os dois para nossas faculdades e que "deixássemos tudo com eles". Que dariam um jeito de nos manter. Assim fizemos. Foi um retorno para uma nova realidade de economias e gastos. Com essa nova perspectiva, consegui fazer o crédito educativo (um financiamento parecido com o FIES de hoje em dia, porém com poucas unidades a serem distribuídas). Com muita luta e com praticamente a ajuda integral da minha mãe, os estudos continuaram.

Início de 1997, mais uma batalha. Minha mãe quebrou a perna e passou meses sem andar. Foi muito triste não estar em casa auxiliando neste momento... Felizmente nosso vínculo familiar sempre foi enorme. Minha irmã caçula e meus pais se organizaram nos cuidados e abriram mão de muitas coisas em casa para que eu e meu irmão continuássemos nossos estudos.

Em agosto de 1997, segundo ano de faculdade, comecei a ter muita diarreia. Eram inúmeras vezes no banheiro, que no início atribuí a causas diversas. Como não passava, resolvi ir ao médico. Após alguns exames, e medicamentos tomados, a diarreia não passava e soube que teria que fazer exames específicos, com acesso pelo ânus.

O preconceito e a falta de informação fizeram com que eu demorasse a aceitar fazer esses exames. Quase um ano depois, com os exames realizados veio o diagnóstico: eu tinha Doença de Crohn.

Não dei muita bola para isso. Sabia que era uma doença crônica, que não tem cura e teria que tomar medicamentos para sempre. Procurei informações sobre o assunto mas, sem internet, o que existia era pouco acessível. Segui sem informação e sem pensar em desistir.

Enquanto pesquisávamos meu diagnóstico, meu pai foi diagnosticado com Linfoma. Um câncer em estágio avançado e teria que ser operado e iniciar o tratamento quimioterápico.

E novamente entra em cena a união da nossa família. Com muita garra e apoio mútuo conseguimos vencer mais essa etapa difícil. Minha mãe e irmã com meu pai, eu em Volta Redonda com meus amigos de faculdade me ajudando e com o apoio incondicional do meu namorado.

Foram tempos difíceis, de incertezas e muitas dores... Emocionais e físicas. A DC me causava dores imensas, fraqueza e emagrecimento. Mas, por incrível que pareça, nunca pensei em desistir da faculdade. Ia com minhas dores, chorava e me esforçava para dar conta de tudo na faculdade e para passar sem prova final, pois meu objetivo era entrar de férias o mais rápido possível, e voltar para casa.

E, nesse turbilhão de emoções, as matérias na faculdade continuavam... Descobri que eu não gostava de cirurgia, tinha uma dificuldade enorme de realizar qualquer tipo de procedimento cirúrgico e que pudesse causar algum tipo de dor no paciente. Acho que convivia tanto com as dores que isso me bloqueava. Identifiquei-me com matérias por meio das quais eu poderia devolver ao paciente a alegria e que ele visse os resultados... Dentística, prótese e odontopediatria, esse era o caminho que gostaria de seguir. Cuidar e devolver ao paciente a estética e prevenir futuros danos.

Veio a formatura e a possibilidade de voltar para casa. Ficar perto da família e principalmente do meu amor, agora noivo.

De volta a Caratinga era hora de começar a trabalhar...

Consegui um contrato na prefeitura da cidade e comprei meu consultório. O início não é fácil, porém, aos poucos, fui me estabelecendo. Parecia tudo perfeito... Meus pais bem de saúde, irmão formado e agora minha irmã na faculdade, meu amor ao meu lado e o trabalho engrenando. Mas a Doença de Crohn ia me consumindo...

As dores e a fraqueza estavam cada vez maiores...

Eu não queria e achava que não podia parar. Comecei a me automedicar para conseguir levar a vida. Escondia das pessoas o quanto sofria... Passava noites em claro com dor e no banheiro, mas sem alarmar as pessoas... Até mesmo para o médico eu omitia informações... Não sabia que a DC poderia ser grave. Achava que teria que viver para sempre com as dores.

Até que, em 2002, meu corpo sucumbiu. Eu não conseguia fazer mais nada e acabei aceitando, pela primeira vez, a internação hospitalar.

Hospital, transfusões sanguíneas, medicamentos venosos... Eu só piorava.

No nono dia de internação, numa madrugada, eu senti uma dor tão intensa que nunca tinha sentido antes! Acordei minha mãe e pedi que chamasse alguém. Aquela dor era diferente, tinha algo errado acontecendo.

Exames e muitos médicos! Meu intestino havia perfurado, e as fezes foram para o abdômen. Fui parando... De evacuar, urinar, dor intensa e sem estrutura para cirurgia, fui transferida, após muita luta para conseguir vaga de hospital e cirurgião que aceitasse me operar, de avião UTI para a capital.

Em Belo Horizonte, me senti em um seriado do plantão médico. Sirenes de ambulâncias, macas correndo pelo corredor e um anjo em forma de médica, a dra. Aline, gritando "centro cirúrgico agora!!!" Eu não estava entendendo muita coisa pois não sabia o quanto meu estado era grave. Só sentia, em meu coração, que aquele era o fim de um sofrimento e que ficaria boa logo. Minha mãe teve que assinar autorizando a cirurgia, pois eu poderia não suportar, mas não tínhamos escolha. Vi a Luz do centro cirúrgico e me entreguei com confiança em uma força divina e nas mãos daqueles médicos.

Acordei no CTI e logo fui para o quarto. Era surreal ver minha cirurgia. Fiquei ileostomizada (usando uma bolsa coletora de fezes no abdômen) e o meu abdômen nesse momento (devido ao risco de infecção) ficou completamente aberto, via meu intestino dentro de mim! Muitas dores e alimentação somente por via parenteral. Nem água podia tomar pela boca. Após sete dias, outra cirurgia e meu abdômen foi finalmente suturado e permaneci somente com a ileostomia.

Foram 68 dias de internação, reaprendi a andar com a Fisioterapia, porém, por causa da fraqueza e do baixo peso (saí do hospital com 37 kg) precisava de cadeira de rodas ou apoio de alguém para me locomover.

Nessa época, tive que ficar sem trabalhar por quase um ano... Foram momentos de superação, aprendizado e muita fé...

Passei a ver a vida com outros olhos... Aprendi que trabalho é importante, mas a saúde e principalmente a vida vale muito mais...

Como não passar a valorizar a vida, a natureza, as amizades e boas ações... Sentia intimamente que, se ainda estava nesta vida, seria para fazer algo, tinha uma missão... Quantas noites passei pensando no que eu poderia fazer...

Durante todo esse tempo, me senti feliz e muito agradecida por estar viva!

Em momento algum me revoltei ou me perguntei por que aquilo estava acontecendo comigo...

Estava sim muito feliz! Grata pela nova oportunidade de estar viva, com o apoio da minha família e do meu grande amor, que em nenhum momento me deixaram de lado!

Após toda essa fase de recuperação, voltei ao trabalho. Consultório e Prefeitura. Eu trabalhava um período no Centro Odontológico municipal e o restante no meu consultório.

Voltando ao trabalho, me uni a duas grandes amigas, elas vieram para o consultório e montamos uma clínica.

Depois de 12 anos entre namoro e noivado, me casei com meu amor em 2004. Que dia incrível! Iniciamos uma vida simples, contudo muito feliz!

Tudo ia bem até que eu passei no concurso público da minha cidade. A grande surpresa foi que passei no cargo de Dentista da Família e a carga horária era de 40 horas semanais.

Já com experiência no serviço público, assumi o cargo, porém, em pouco tempo, percebi novamente que eu estava vivendo para o trabalho. E o que eu tinha aprendido com a doença? Onde estava? A vida não se resume somente a trabalho...

Percebi que teria de escolher entre o consultório e meu cargo público. Que escolha difícil! Adorava os dois trabalhos! Porém, com medo de ficar desamparada durante novas crises, escolhi ficar na prefeitura.

Fiz especialização em saúde da família. Nossa equipe era maravilhosa! Profissionais muito comprometidos com a saúde da comunidade. Ali, no PSF Santa Cruz, éramos uma equipe multidisciplinar e trabalhávamos com o atendimento integral de acordo com os princípios do SUS. A equipe de saúde da família, quando trabalha de uma forma integral e com compromisso, realmente cria um vínculo com a comunidade. Além de equipe, nos tornamos amigos de verdade. Minha enfermeira chefe se tornou uma grande amiga, além dos outros profissionais. O trabalho no SUS é intenso e cheio de desafios. Lembro-me de tantos pacientes com suas histórias...

Tínhamos um programa de palestras sobre saúde bucal que eram obrigatórias para todos os adultos que fizessem tratamento. Víamos nestas palestras uma forma de empoderar o paciente e dividir com ele os cuidados com sua saúde bucal. Como forma de incentivo, criei um diploma e quando a turma concluía as palestras recebia o documento. Coisa simples para nós, mas depois passei a ver o valor que os pacientes davam a esse diploma. Já tive pacientes que mandavam plastificar e alguns que o emolduravam, afinal, esse era seu primeiro diploma! Empoderar o paciente e valorizar seu esforço, este era o caminho para a saúde bucal dos adultos. Lembro-me de uma turma em que alguns alcoólatras, daqueles que ficam pelas praças, resolveram se inscrever nas palestras. Obviamente foram aceitos e como me dava alegria em vê-los de banho tomado e limpos às 7 da manhã para a palestra! Essa turma foi bem divertida! Um dia chegaram os agentes de saúde me contando que eles estavam em uma roda de bar, tomando cachaça e ensinando aos outros como e por que escovar os dentes!

Em nosso grupo de bebês várias crianças cresceram com índice de cárie zero e até hoje encontro mães pelas ruas me contando com orgulho que seus filhos são "adolescentes cárie zero"! Orgulho demais de todos... Descobri uma nova habilidade: ensinar...

Acabei me tornando professora e coordenadora do curso Técnico em Saúde Bucal. Uma profissão que vejo como importantíssima para a promoção da saúde e prevenção de doenças bucais. Outra alegria... Ver as alunas aprendendo o poder da prevenção e ensinando as primeiras profilaxias, pegando na mão de cada uma e vendo ali nascer uma profissional. Aqui deixo registrado o quanto admiro essa profissão! Ser TSB (técnico em saúde bucal) é promover saúde!

Durante todos esses anos a doença de Crohn estava presente. Várias internações e crises... Quando passava, lá estava eu com toda a vontade de trabalhar e continuar ajudando a construir sorrisos.

Desde a minha crise mais grave, me tornei referência para pacientes com o mesmo diagnóstico. Já recebi em casa várias pessoas para conversar sobre a doença.

Após a cirurgia, comecei a estudar e ler tudo sobre a Doença de Crohn e a Retocolite Ulcerativa (doenças inflamatórias Intestinais).

Em 2011, com um colega que também tem a DC, resolvemos montar uma associação de DII. Chegamos a montar um projeto e pedir apoio, porém, em setembro, meu pai faleceu. Não tinha mais cabeça para pensar nesse assunto e o projeto foi engavetado.

Em 2015, dentro de um grupo de pessoas com DII, me veio a certeza. No interior as informações demoram mais a chegar... Durante uma conversa, aquelas pessoas falaram de um programa de apoio ao paciente oferecido por um laboratório. Nesse programa, uma enfermeira vinha em casa e ensinava o próprio paciente a aplicar o medicamento. No grupo, pessoas falavam que o programa era nacional e as enfermeiras iam aos lugares mais remotos... Fiquei chocada! Como eu, mesmo lendo tudo sobre DII, não tinha essa informação? Por que as pessoas não divulgam?

Naquele momento percebi a necessidade de ter uma associação no interior. Chorei muito de emoção quando percebi que esse era o caminho! Era o que eu tinha de fazer! Montar uma associação no interior e empoderar os pacientes! Comecei a procurar os pacientes e em menos de dois meses, no dia 16 de novembro de 2015, nascia a ALEMDII – Associação do Leste Mineiro de Doenças Inflamatórias Intestinais.

Ao mesmo tempo, eu estava sentindo muitas dores e procurei o médico que, após vários exames, me indicou uma nova cirurgia. Fui para a capital, pois preferia ser operada lá, por medo de alguma complicação.

Em janeiro, fui afastada para a cirurgia e pedi demissão do colégio pois não queria prejudicar o quadro de professores, uma vez que não sabia quanto tempo duraria esse afastamento...

Cirurgia, novas medicações, algumas complicações me impediram de retornar ao trabalho na Odontologia.

E novamente o Crohn estava mudando minha vida... Não sei se um dia poderei retornar à profissão que tanto amo!

Para não pensar no que ficou para trás, me dedico 24 horas por dia ao trabalho voluntário da ALEMDII. Realizamos reuniões, palestras, promovemos as DIIs para todos os atores envolvidos. E o trabalho cresceu! Diariamente converso com inúmeros pacientes, faço projetos, estudo cada vez mais...

As palestras vieram de forma espontânea... Já fui a São Paulo, Campinas, Rio de Janeiro, Foz do Iguaçu, Panamá e várias outras cidades. Falar sobre superação, sobre a ALEMDII, as dificuldades de acesso dos pacientes, sobre as DIIs e sobre as manifestações bucais das DIIs (sim, elas se manifestam na boca e nós dentistas precisamos de uma série de cuidados para atender aos pacientes com DII)...

Será superação? Creio que sim... Aprendi com a doença a ser uma pessoa melhor, compartilhar conhecimento, doar meu tempo a uma causa e usar as dificuldades como amadurecimento e crescimento. Aprendi também a ser grata por tudo que a vida me deu e valorizar o amor, o apoio da família e dos amigos antigos e os que adquiri ao longo da minha jornada... Com amor, amizades, união, resiliência e fé conseguimos ultrapassar todas as barreiras. Reinventar-se em cada obstáculo... Isso é viver!

Como disse uma vez um grande amigo: "A vida me deu limões e estou fazendo uma megalimonada!" Prazer dividi-la com você que está lendo agora...

6

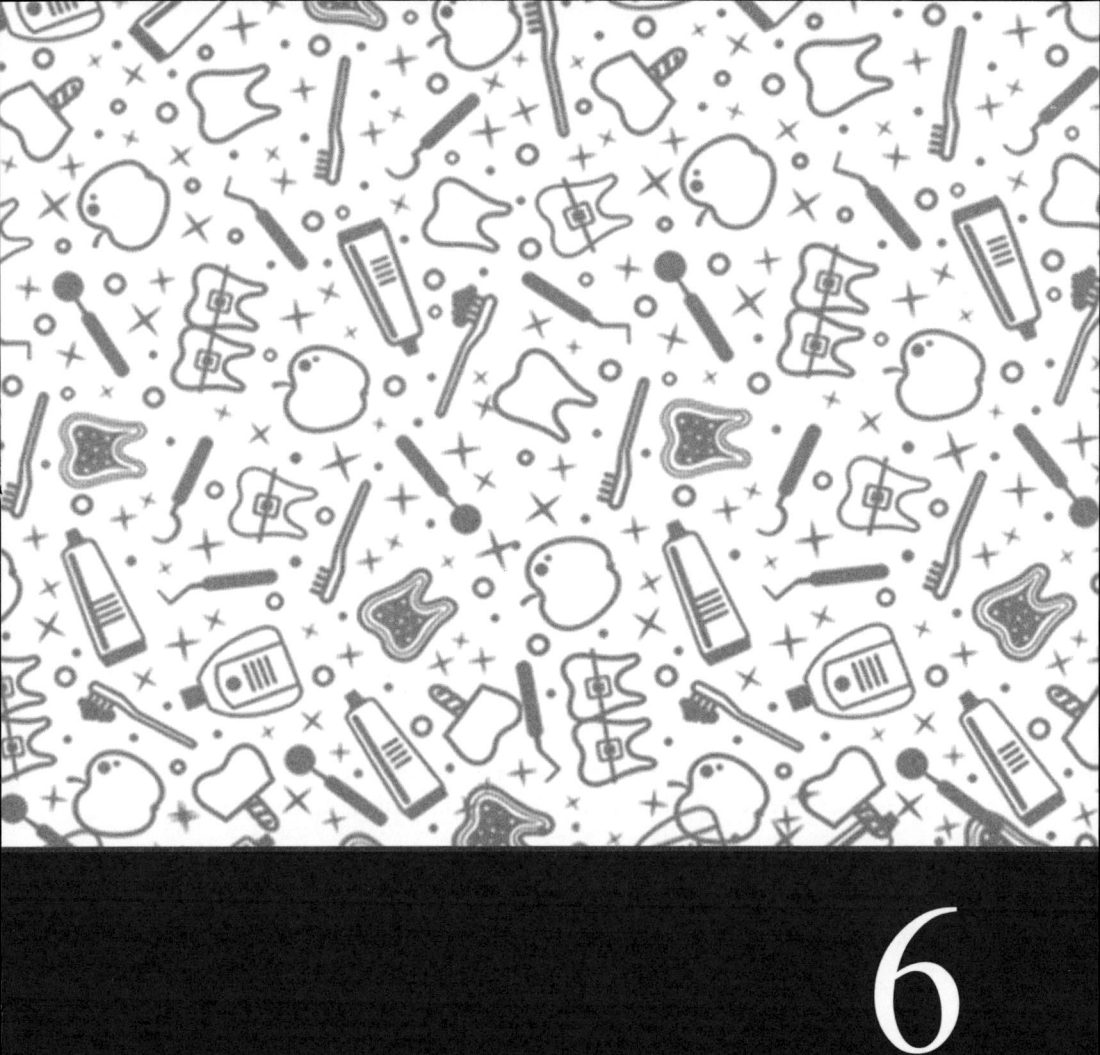

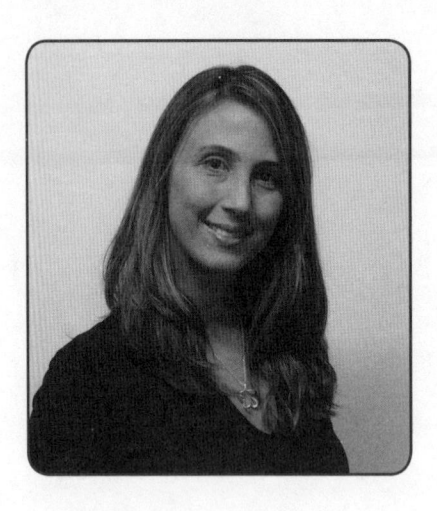

KARIN CAMARINHA

É cirurgiã-dentista formada em 1997 pela Escola Federal de Alfenas/MG (EFOA, atual UNIFAL), com pós-graduação em Ortodontia e Medicina Chinesa.

Membro da comissão de mídias e do programa Integração do Crosp desde 2017, orientando e palestrando aos colegas dentistas sobre Marketing.

Possui mestrado na área de produção e direção audiovisual pela National Film and Television School - NFTS.

Sócia-diretora da Agência de Marketing para profissionais da Saúde chamada Welcome Mídia, onde se dedica a ajudar dentistas e profissionais da saúde a fazerem parte da era digital de forma efetiva e ética e com isso alavancar seus consultórios e clínicas.

Recentemente inaugurou o canal "Marketing pra Dentistas", em que associa sua experiência clínica, audiovisual e marketing. Dando dicas importantes de gestão e marketing.

Família, infância, influências

De "dentista-no-mocho", "para dentista – atriz – produtora e diretora audiovisual – professora", e "dentista-empreendedora".

Assim se inicia minha história.

Nasci em São João da Boa Vista, interior de São Paulo, em 30 de agosto de 1975, 3ª filha entre quatro filhos de José, delegado aposentado, e Maria Zilda, dona do lar e "faz tudo" – o empreendedor dos anos 80.

Logo nos mudamos para São Paulo, mas após sete anos retornamos para São João, onde se iniciou meu contato com a Odontologia.

Morávamos no centro da cidade, em frente a dois consultórios odontológicos onde via pacientes entrando e saindo diariamente. Um deles me influenciou, dr. Leôncio, pai de Fernanda, minha melhor amiga da infância. Eu frequentava muito a casa deles, onde também ficava o consultório. Logo me tornei paciente dele. A Odontologia, sem dúvida, foi a profissão com a qual mais tive contato na infância.

Não sei ao certo quando escolhi essa profissão, mas me lembro da primeira vez que eu disse que ia ser dentista. Eu peguei um espelhinho de maquiagem, amarrei um guardanapo de pano na boca, minha amiga Ju sentou-se como se fosse paciente e comecei a cutucar os dentes dela com a agulha de crochê.

Alguns pontos me ajudaram a optar pela carreira.

Minha ortodontista (cujo consultório frequentei por quase seis anos) me disse que dentista conseguia trabalhar um período e se dedicar à família em outro – assim, teria estabilidade para ser mãe e esposa.

Muitas pessoas diziam que dentistas ganhavam bem e eu poderia ter uma vida mais tranquila. Lembro-me que meu pai investiu muito dinheiro no meu tratamento ortodôntico e dos meus irmãos, sem contar que via o dr. Leôncio ter tempo para ficar com a família e tinha uma excelente casa com piscina, sítio, carro do ano, TV enorme e câmera de vídeo.

Eu achava que ser dentista seria tudo de bom para uma vida em família – pensamentos comuns a estudantes de 16 anos sem maturidade suficiente para escolher uma profissão para o resto da vida.

Além disso, não havia internet para pesquisarmos sobre as profissões. As escolas ofereciam teste de aptidão e o me deu o segmento da comunicação. Que ironia!

Nunca havia pensado em trabalhar com comunicação, pois me achava tímida e os adultos me achavam quietinha. Mas eu tinha tudo a ver com comunicação, só não sabia. Fui presidente de turma e participava de eventos sociais e esportivos na escola. Na faculdade eu "lutava" por melhorias e me tornei representante de sala. Hoje, com quase 25 anos de formada, continuo organizando os encontros de turma.

Não enxerguei minha aptidão para comunicação. Talvez não fosse pra enxergar antes, porque graças ao meu conhecimento vindo da Odontologia, meus contatos com os dentistas e principalmente por entender as dificuldades clínicas, administrativas foi que mais tarde eu associaria a comunicação à Odontologia e passaria a trabalhar com Marketing para dentistas e profissionais da saúde.

A caminho da faculdade

Após um ano de cursinho passei em algumas faculdades, entre elas a federal da cidade mineira de Alfenas, Efoa, atual Unifal. Alguns dos melhores anos de minha vida foram em Alfenas. Além do aprendizado, fiz grandes amizades e foi durante a faculdade que comecei a perceber que eu tinha mais alguma coisa para fazer na vida além de trabalhar no mocho.

Problemas e a descoberta para comunicação

No final do 1º ano tive um problema na coluna e nunca mais poderia ficar sem exercícios físicos. Passei a ter dores musculares frequentes. No 3º ano, operei o indicador da mão direita. Fato que se repetiria alguns anos depois. Em paralelo a isso, comecei a descobrir afinidades para comunicação, interesses diferentes como atuar, falar em público.

Lembro-me da minha 1ª apresentação de trabalho na faculdade. O tema era "Hidróxido de cálcio" e minha dupla, não me lembro porque, não apresentou a parte dela. Eu, que já tremia só de pensar em falar a minha parte, teria que falar a parte dela também. Foi um horror, eu só gaguejei, nada saiu como planejado e acabei em recuperação.

Nunca mais passei por isso. A comunicação e proatividade para gestão de modo geral começou naturalmente a fazer parte da minha vida. Em trabalhos em grupo eu sempre sugeria algo inovador geralmente associado com teatro ou dança.

Nos eventos proporcionados aos alunos, antes para mim impossível de participar, passei a ser frequentadora assídua, e ainda ajudava a organizar muito dos números.

Na república eu participava efetivamente da gestão da casa e apresentava soluções práticas, por exemplo, ter um telefone fixo para fugir das filas terríveis nos orelhões. Algo raro e caro em 1994.

A garota tímida do interior aos poucos começou a perceber que não queria mais ser mãe e esposa tão rápido, e outras possibilidades estavam surgindo. Formamo-nos em dezembro de 1997 e uma nova fase iniciou-se.

À procura de emprego

Em 1998, minha amiga Dani e eu fomos para São Paulo procurar emprego e o choque de realidade começou. A Odontologia não era mais como antes. Às vezes, quando entrávamos em algumas clínicas a precariedade era tanta que "saíamos correndo". O valor do pagamento oferecido mal daria para pagar o transporte e alimentação do dia. E os consultórios e clínicas de padrão mais alto não empregavam recém-formadas.

A Odontologia estava em uma nova fase, a do crescimento de clínicas populares e convênios odontológicos, e, para manter o padrão antigo, algo diferente deveria ser feito.

De porta em porta chegamos em Caieiras, nosso primeiro trabalho como dentistas. Era uma clínica recém-aberta com as melhores condições oferecidas até aquele momento. Pagavam um valor fixo por serviços de convênios e uma porcentagem dos tratamentos particulares.

Lembro-me que o valor fixo para cada restauração classe I de amálgama era R$ 3,00 e de resina R$ 3,50. Uma raspagem por arcada e uma profilaxia eram R$ 12,50 cada uma.

Criei uma planilha e fiz um planejamento financeiro com metas, algo importante, mas que muitos dentistas ainda não fazem.

Trabalhei nessa clínica por um ano e meio. Foi um bom aprendizado prático, em que adquiri segurança e dinheiro para abrir o meu consultório.

Meu consultório

Reformei parte da casa onde meus pais trabalhavam – a mesma casa em frente aos dois dentistas – e em 1999 abri meu consultório e aguardei pelo primeiro paciente.

Adaptei uma campainha na porta para avisar quando alguém chegasse e enquanto isso eu ficava deitada na cadeira, lendo ou dormindo.

Quando a campainha tocava eu disfarçava a cara de sono e ia ver quem era, mas ou era o rapaz do correio ou meus pais. E assim foram semanas, talvez meses. Para me ajudar financeiramente, eu trabalhava meio período em uma clínica odontológica.

Um dia decidi que isso tinha de mudar e meu lado empreendedor aflorou. Criei uma marca, fiz cartões de visitas e troquei minha placa que ficava na calçada por um luminoso enorme colocado no poste em frente ao consultório. Assim todos que passavam na rua viam que ali tinha uma dentista.

Além disso, me ofereci para dar dicas de saúde bucal em um programa para adolescentes de uma rádio local. Também fechei algumas parcerias com lojas do bairro. E, finalmente, a campainha começou a tocar de verdade.

Outro fator importante para aumentar minha clientela foi quando eu tentei parceria com uma empresa importante da cidade. O diretor me disse que havia acabado de fechar contrato com um convênio odontológico, mas me informou que o convênio iria iniciar os convites a alguns dentistas da cidade para fazer parte da rede e me passou o contato do responsável. Consegui me cadastrar no convênio e, após isso, literalmente meu consultório "bombou". Entrava tanta gente que o dr. Leôncio chegou a perguntar ao meu pai o que estava acontecendo.

Com menos de três anos de formada, ainda sem especialidade finalizada, meu movimento era maior que o dos meus vizinhos com mais tempo de formação e com pós-graduações. Eu não era melhor que eles, mas eu empreendi, fiz um Marketing melhor do que o deles. Entendi que ter um consultório é ter um negócio. Com o fluxo alto dos pacientes, contratei uma secretária e iniciei uma gestão diferente. Ao invés de falar mal do convênio, fiz dele um aliado importante para captar e fidelizar pacientes que mais tarde poderiam se tornar pacientes particulares e bons indicadores.

Odontologia e teatro

No mesmo ano iniciei minha pós-graduação em Ortodontia e Ortopedia Facial em São Paulo. Soube de um curso de interpretação para TV em Poços de Caldas (Minas Gerais) e me inscrevi. Lá aceitei um convite para um outro curso em São Paulo com um diretor da Globo nos fins de semana com duração de três meses. Sempre tive interesse por dança e teatro, frequentei várias escolas de dança quando criança. Naquele momento achei que esse curso iria me ajudar com o *stress* do dia a dia, a lidar melhor com o rompimento do namoro de longa data e também com a comunicação com os pacientes. Eu estava certa, mas nunca poderia imaginar que esses cursos fossem despertar em mim uma vocação para atuar, produzir e dirigir vídeos.

Então, após meu curso de Ortodontia, permaneci em São Paulo para o curso de interpretação. Foi uma fase muito gostosa da minha vida. Além de descobrir a arte de atuar, comecei a conhecer São Paulo. Até então, meu mundo era entre São João, Alfenas e Caieiras.

Após esse curso realizei outros até que passei em um teste para estudar na escola de atores Wolf Maia, mas as aulas seriam às segundas e quartas-feiras à noite.

Naquele momento, eu tinha meu consultório cheio e deixar de trabalhar esses dias seria complicado. Então, convidei uma dentista para trabalhar no meu consultório. Um detalhe importante, a primeira avaliação e a profilaxia final eram feitas por mim. Esta é uma dica para aqueles que pretendem diminuir o ritmo. Dessa forma eu continuava tendo o primeiro contato, conquistando o paciente e garantindo que ele faria o tratamento mesmo não sendo comigo. Eu tinha uma boa técnica de venda e um excelente relacionamento com os pacientes. E, por isso, eu fazia questão de finalizar o tratamento, assim eu mantinha o relacionamento e conseguia ter um *feedback* sobre o atendimento com minha colega. Em São Paulo comecei trabalhar em uma clínica fazendo Ortodontia.

Em São João, passei a realizar apenas Ortodontia e profilaxias. Convidei mais uma dentista e mais uma secretária para ajudar com a demanda. Desde que meu consultório "bombou", eu nunca deixei de investir em relacionamento com clientes, conforto e treinamento com a equipe. Quando falo em treinamento me refiro ao atendimento clínico, mas também ao atendimento telefônico, o direto com o paciente e vendas. Minhas secretárias eram parte do time, se sentiam assim e até hoje são muito queridas. Eu faço questão de relatar isso porque o treinamento das secretárias é parte das minhas aulas de Marketing e está diretamente relacionado com isso o sucesso do Marketing do consultório.

Logo percebi que minha vida era em São Paulo. Eu estava cada vez mais encantada com a arte de interpretar, já atuava em peças de teatro e em produções. Nesse momento eu fazia apenas Ortodontia e trabalhava em vários consultórios em São Paulo e região e minhas idas ao meu consultório estavam se reduzindo.

Cheguei a trabalhar em sete consultórios. Em alguns tive a possibilidade de ajudar a melhorar a gestão.

Mas nossa biografia não é só de maravilhas. Meu problema na coluna começou a piorar e passei a questionar a possibilidade de deixar a Odontologia.

Deixando a Odontologia clínica

Para melhorar o problema da coluna, realizei Fisioterapia, RPG, Acupuntura, entre outros tratamentos, mas nada impediu o surgimento das hérnias de discos e logo fui diagnosticada com síndrome miofacial, doença semelhante à fibromialgia que não tem cura e conviver com a dor "é o que resta".

O excesso de trabalho, dores intensas atrapalhando as noites de sono associados com o desânimo com a qual a Odontologia estava passando me levaram a refletir. Então, reduzi o número de consultórios, continuei com a arte de modo geral e, para não abandonar a área da saúde, iniciei uma pós em Medicina Chinesa. Porém no último semestre percebi que eu estava tentando fugir de algo já decidido, mas que não aceitava que podia ser mais do que um *hobby*. Assim, em 2007, coloquei um prazo para parar de clinicar e iniciar uma nova carreira na área do teatro e produção de vídeos. Permaneci apenas no consultório de uma amiga e no meu. Logo, com dor no coração, fechei o meu consultório e em setembro de 2008 atendi os últimos pacientes.

Tomar uma decisão dessas após 11 anos de dedicação com um bom fluxo de caixa não foi fácil e as consequências foram ainda mais difíceis, principalmente financeiramente.

A família obviamente ficou triste e fui chamada de louca por muitas pessoas.

No entanto, às vezes uma "loucura" é necessária em prol de algo que a princípio não enxergamos ou de que temos medo. Hoje posso dizer que valeu a pena. Tive vários bons momentos no teatro, conheci pessoas incríveis.

Não incentivo as pessoas a largarem tudo por estarem cansadas da Odontologia ou por não estarem bem financeiramente. Minha história é para incentivar as pessoas a "se mexerem", a mudar o que está errado e se realizarem na profissão. Foi pensando nisso que resolvi usar minha experiência como dentista, produtora e empreendedora para ajudar meus colegas a enfrentarem essa nova era digital.

Morando em Londres

Em 10 de outubro de 2008, dois dias após meu último atendimento, parti para Londres com meu namorado Alexandre. Ele também estava em busca de mudanças em sua carreira e viajarmos juntos foi estimulador.

Para atingir meu objetivo em realizar um mestrado na NFTS (National Film and Television School), a melhor escola da Europa na área, eu teria que melhorar muito meu Inglês. Então, logo iniciei os estudos.

Tentei trabalhar como ACD, porém, devido a mudanças nas leis do Reino Unido, não pude e acabei trabalhando como garçonete, com faxinas e eventos.

Pode parecer estranho uma dentista trabalhando com isso, mas, quando se quer mudar, é preciso se entregar e nem sempre é como pensamos. Esses trabalhos me renderam bons amigos, um aprendizado mais rápido da língua, dinheiro extra e contatos na área de produção. Realizei alguns cursos na área, curtas-metragens e trabalhos em festivais Brasil – Londres. Em 2011 me inscrevi para o mestrado. Enquanto esperava pela resposta, voltamos ao Brasil para nos casar, mas nem sempre as coisas saem como planejamos.

Contratempos e uma nova oportunidade

Íamos nos casar e retornar para Londres, mas devido à burocracia na documentação da cidadania de Alexandre, tivemos que ficar mais tempo. Enquanto aguardávamos, Alexandre se inscreveu para um doutorado na Unesp com intenção apenas de testar seus conhecimentos, porém, conseguiu a vaga. Já eu fiquei na lista de espera do mestrado. Como eram apenas cinco vagas para estrangeiros e raramente alguém desistia, decidimos ficar no Brasil e abrir nossa produtora audiovisual, a Tripé Produções. Porém no início de 2012 houve uma desistência e a vaga seria minha se eu me apresentasse em até quatro dias. Voltei para a Inglaterra e Alexandre ficou no Brasil.

A faculdade era período integral com duração de dois anos. Com a diferença do fuso horário, conseguia também me dedicar à produtora no Brasil ajudando nas vendas. A maioria dos meus contatos eram pessoas da área artística e dentistas. Inicialmente os trabalhos eram para diversas áreas, mas aos poucos fomos restringindo a dentistas.

Vários dentistas nos pediam indicação para desenvolver marcas e *website*, então percebemos uma carência no mercado, pois havia poucos *designers* e profissionais do Marketing específicos para a área da saúde. Então, Alexandre, em paralelo com o doutorado, iniciou um MBA em Marketing e realizou mais cursos de *design* e programação. Em paralelo com o mestrado, iniciei um aprendizado sobre Marketing Digital e vendas. Assim, aprimoramos nossos conhecimentos.

Durante as férias no Brasil conhecemos profissionais renomados da área de Gestão e Marketing e iniciamos parcerias importantes. Entendemos que os profissionais da saúde precisavam de uma agência com conhecimento e foco na área e com um profissional da saúde na equipe para acrescentar a experiência clínica aos serviços de Marketing. Decidimos, então, focar apenas na área da saúde e a Tripé Produções deu lugar a uma agência de Marketing exclusiva para profissionais da saúde, a Welcome Mídia. Assim podemos ajudar os dentistas a crescerem no mundo digital. Costumo dizer que hoje o BOCA A BOCA É DIGITAL.

Gestão e Marketing não são matérias na faculdade de Odontologia e os dentistas se formam sem base para gerir um consultório e se divulgar corretamente. Existem muitos dentistas com ótima formação, várias especializações, mas que não atingem o sucesso financeiro. Enquanto outros, sem tanta experiência clínica e cursos, estão bem financeiramente. Isso ocorre porque alguns investem em Gestão e Marketing enquanto outros gerem mal o seu negócio e focam apenas em cursos técnicos.

Em breve se iniciaram convites para palestrar e darmos aula sobre Marketing para os dentistas em MBAs, escolas, *stands*, franquias, APCDs, CIOSP, entre outros congressos.

Em 2017 o presidente do CROSP, dr. Claudio Miyake, me convidou para fazer parte da comissão de mídias do CROSP e fazer parte do Programa Integração – programa de cursos para atualizar o dentista e capacitá-lo para exercer sua profissão de forma valorizada. Ministrando aulas, constantemente tenho a oportunidade de conhecer vários dentistas, ensinar e aprender com suas dúvidas, acertos e erros.

Futuro

A maioria de meus projetos tem foco na Odontologia.

Um deles chama-se Mídias Odonto, é um site de vendas de serviços prontos de Marketing para serem usados pelos dentistas. O foco é o dentista que sabe que precisa do Marketing para alavancar seu negócio, mas não pode investir muito no momento.

O 2º projeto é o Marketing para Dentistas. Reúne minha experiência no dia a dia da agência com a experiência clínica como dentista e meu aprendizado como atriz, produtora e diretora – gerando vídeos atrativos, com conteúdos e dicas importantes.

O 3º é um *website* coletivo de vendas de produtos e serviços odontológicos onde os dentistas poderão diariamente comprar produtos em liquidação, com descontos agressivos.

Em paralelo existe outro projeto muito esperado, o nascimento da irmã do meu filho João Pedro, a Giovanna.

Mensagem aos colegas

A falta de informações desde a faculdade sobre como gerir um consultório usando Marketing, técnicas de vendas e o básico de gestão dificultam o sucesso financeiro. Muitos desanimam e desistem da profissão; outros continuam trabalhando, mas reclamando.

Esse despreparo gera um receio para investir em outra coisa que não sejam cursos, livros, materiais e equipamentos de Odontologia. Apesar de serem importantes, apenas isso no mundo digital atual não significa que terão consultório cheio, pois não conseguem divulgar suas habilidades e conhecimento. Ou seja, toda dedicação e investimento ficam em "segredo" para eles, os familiares e a secretária.

Muitos não investem em Gestão e Marketing, pois não acreditam que terão retorno. E quando investem esperam um milagre em tempo recorde ou pedem ajuda aos "universitários". Não! Seu filho, amigo, marido, esposa ou secretária nem sempre conseguem fazer a Gestão e Marketing para você de forma exclusiva e efetiva – sem dúvida podem cooperar, mas você precisa de mais do que isso.

Quando perdem o medo e investem corretamente, percebem que seus investimentos em cursos técnicos, estrutura e equipamentos agora estão sendo vistos por muitas pessoas, além de terem o consultório mais organizado, com menos gastos e mais lucro.

Após darem o primeiro passo, raramente param de investir em Marketing. É preciso iniciar com um investimento dentro de suas possibilidades, com planejamento, paciência, dedicação e profissionalismo.

Por isso reflita sobre o que está fazendo na administração do seu consultório ou sobre o que está deixando de fazer.

Toda mudança precisa do primeiro passo e não acontece da noite para o dia, mas com muito trabalho, dedicação e sempre cercado de pessoas e profissionais competentes.

Não deixe para amanhã, não espere milagres, faça acontecer, faça com amor. Lembre-se:

Hoje, O BOCA A BOCA É DIGITAL.

7

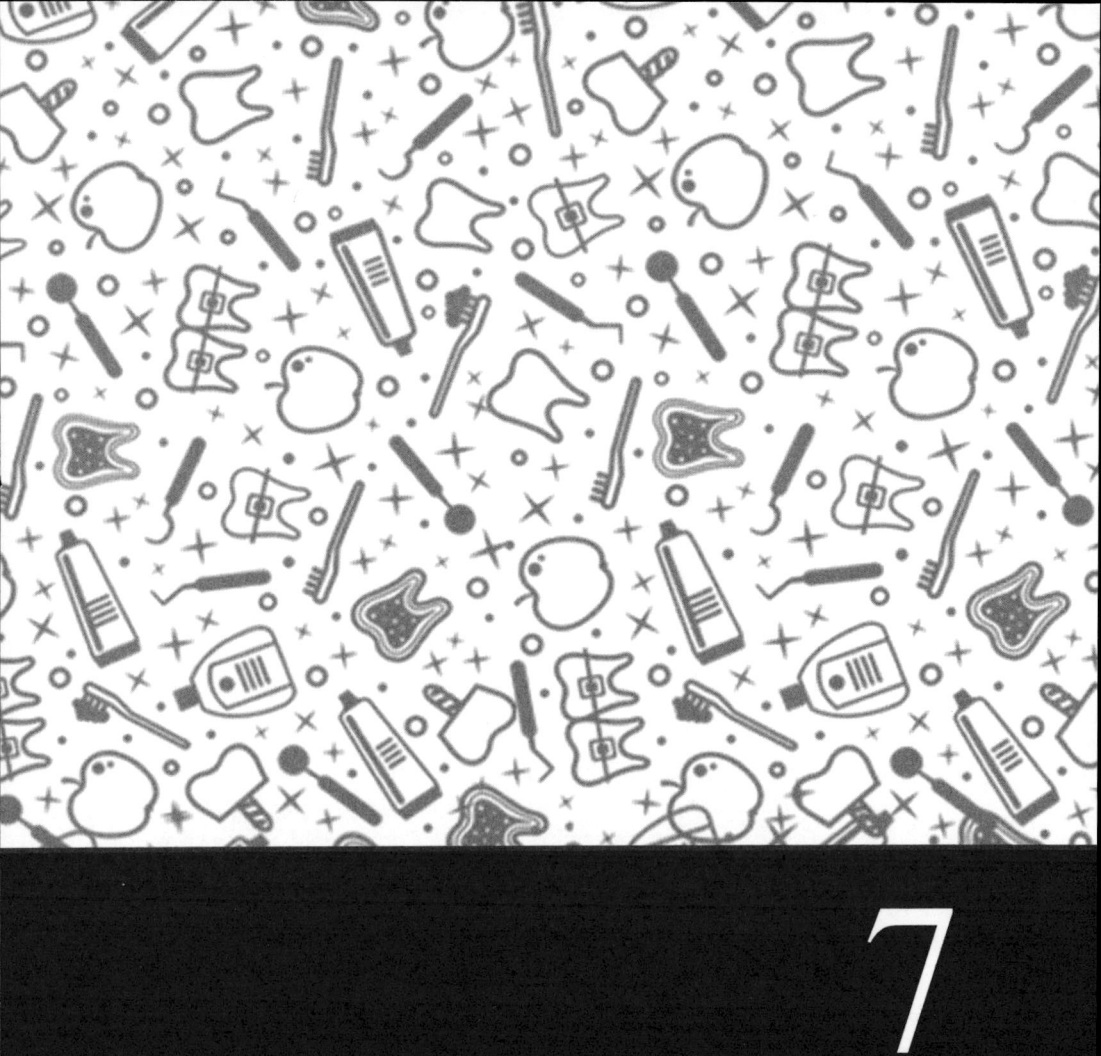

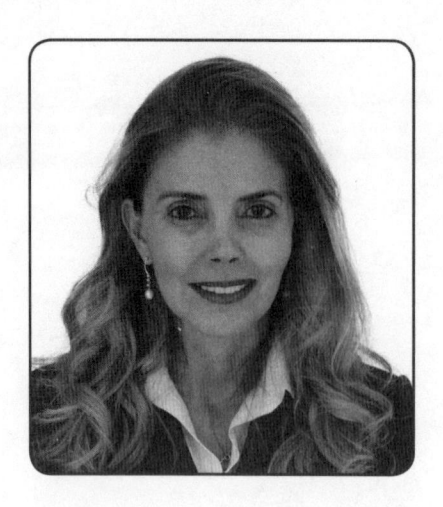

Maria Luiza dos Santos

Dentista, CEO da Saints Dental Clinic há 27 anos e da empresa Odontocoach há três anos. Pós-graduada em Ortodontia, Analgesia Inalatória, Implantodontia, Reabilitação Estética e Harmonização Orofacial. *Coach*, palestrante com diversos cursos na área de gestão, marketing, liderança, vendas e empreendedorismo. Atua na área odontológica há 27 anos, atendendo muitas celebridades e ministra cursos on-line – Ferramentas de Dentista e Dentista Empreendedor. Tem como missão despertar o lado empreendedor do dentista, fornecendo ferramentas e estratégias atuais para que o profissional desta área possa alcançar o seu melhor em resultados.

Um pedaço do Paraíso

Eu nasci num cortiço, no bairro do Paraíso, em São Paulo, em 1966.

Pra mim, aquele era um pedacinho do céu, onde muitas famílias dividiam o mesmo quintal, os mesmos tanques e banheiros e era um vai e vem de pessoas sem parar... Uns chegando, outros saindo pra escola, pro trabalho e assim por diante.

A minha casa dentro desse cortiço tinha três cômodos, sendo um quarto onde eu, meus seis irmãos e meus pais dormíamos todos juntos; uma cozinha e uma pequena área do lado de fora onde ficava um banheiro, que graças a Deus era apenas usado pela minha família e minha tia, que morava no cômodo da frente.

Meu pai era policial militar e minha mãe dona de casa e não tinha tido a oportunidade de estudar.

Éramos uma grande família, desprovida de recursos e, portanto, brinquedos eram raros, de modo que nossa imaginação era fantástica. Com ela fazíamos com que os cabos de vassoura quebrados virassem cavalos da mais pura raça ou carros que iam para os lugares mais inusitados – todos os parques de diversão e praias aos quais não tínhamos acesso. E muitas vezes nos transformávamos em bruxos e bruxas viajando pelo espaço e qualquer pedacinho do quintal se tornava o castelo mais lindo e desejado por uma princesa.

O chão do quintal era feito de cimento, com uma descida e que era a nossa pista de *skate* e de carrinho de rolimã, feitos por nós, e onde as melhores corridas do mundo aconteciam.

Uma calha d´água saía logo acima do banheiro que servia nossa família e, em dias de chuva, nossos olhos podiam enxergar a mais bela cachoeira do mundo e todas as crianças do cortiço arrancavam as roupas e brincavam na chuva fazendo fila pra tomar banho nas águas brilhantes daquela queda d'água magnífica. Minha mãe limpava a parte comunitária do cortiço para ajudar com o orçamento da família. E domingo era um dos melhores dias da semana, porque nosso pai ia pra cozinha fazer a melhor macarronada do mundo e nossa família se sentava por horas naquela cozinha pequena mas cheia de amor.

Entretanto, nosso reino encantado fora invadido pela separação dos meus pais e com isso minha mãe precisou trabalhar fora e fazer Mobral (Movimento Brasileiro de Alfabetização), com a intenção de melhorar nossas vidas, e meus irmãos começaram a trabalhar para ajudar a nossa heroína. Um entregava jornal, outro limpava os banheiros da escola pública onde estudava, outro virou engraxate, e assim por diante.

Um dia, ao entrar no quintal, tive a ideia de olhar no latão de lixo e achei um resto de maçã que peguei com a intenção de comê-la, mas a vizinha viu e me fez jogar de volta. Acredito que tenha ficado com medo de eu pegar uma doença. Muito triste com o ocorrido e com uma dor enorme na minha barriga, sentei-me na calçada ao lado de um carro em frente ao portão da minha casa. Eu não sei se você que está lendo minha história já passou fome de verdade na sua vida, mas o que posso te dizer é que a fome dói!

E foi ali que tive minha primeira conversa com Deus e nunca me esqueci, apesar da minha pouca idade.

Eu disse a Ele que eu era pequena e que aguentava passar por aquilo, mas que, quando eu fosse grande, pedi que Ele prometesse que eu nunca mais voltaria a sentir fome.

E Deus tem um jeito mágico de nos responder, independentemente de qualquer religião.

O dono do carro apareceu e me perguntou se eu estava tomando conta do carro dele e respondi que sim e, então, ele me deu uma nota que talvez nos dias de hoje equivalesse a dez reais.

Eu saí pulando de alegria e me lembro de ter comprado um pacote de maçãs. E foi assim que descobri que podia ter uma profissão. Passei a tomar conta de carros e com o dinheiro que ganhava podia comprar pão e assim não passava mais fome.

Entretanto, minha madrinha foi me visitar e não gostou de me ver pelas ruas e pediu a minha mãe para me levar para Laguna, onde eu ficaria sob os cuidados dos pais dela, e minha mãe, querendo um futuro melhor para mim, permitiu que ela me levasse. E foi assim que passei cinco anos longe de minha mãe.

Passei a chamar os pais da minha madrinha de vô e vó, pois eles tomavam conta de uma neta.

Esta fase foi de grande aprendizado, porque passei a ter hora pra tudo, o que até então eu desconhecia... Hora de acordar, de tomar café, de ajudar nos afazeres da casa, de brincar, de tomar banho e de dormir. Na casa de "meus avós" não faltava roupa, comida, educação... apenas sentia uma saudade imensa da minha mãe e dos meus irmãos, saudade com a qual aprendi a conviver.

Para mim o mais difícil desta época era lavar as panelas que tinham sido usadas no fogão a lenha e que precisavam ficar brilhando, e passar o escovão na casa que era muito pesado para a minha pouca idade, mas, enfim, fui me acostumando e quando voltei pra casa aos nove anos, porque minha mãe pediu pra me trazerem de volta, já podia ajudá-la.

Não morávamos mais no cortiço. Passamos a morar numa casa simples, mas agora tínhamos um quarto para os sete filhos e outro para minha mãe, que tinha se casado novamente. E, o melhor de tudo, era que tínhamos um banheiro dentro de casa.

Com 12 anos eu já lavava, passava e cozinhava para nove pessoas porque minha mãe virou auxiliar de Enfermagem e na verdade trabalhava como cuidadora na casa de famílias muito ricas. Ela ganhava bem melhor do que se estivesse trabalhando num hospital, mas só a víamos por 12 horas a cada 15 dias.

Não tínhamos nenhum dentista na família, e conhecíamos a dor de dente bem de perto e como era ruim não ter nenhum remédio sequer para aliviar esta dor! Foi assim que decidi que um dia seria dentista. Eu ficava extremamente triste quando via meus irmãos chorarem sem ter acesso a tratamentos odontológicos e eu mesma tinha um algodão na mesial do Incisivo Lateral Esquerdo pra tentar esconder uma cratera neste dente e do qual tinha muita vergonha.

Mas, enfim, me tornei uma moça e precisei trabalhar fora como todos os meus irmãos, assim que terminei o colegial.

Não tinha como cursar Odontologia porque na época só tinha o curso integral, então fiz Administração com ênfase em

Análise de Sistemas por dois anos, até que fui trabalhar no Sesc, onde me destaquei vendendo passagens e acabei sendo convidada a trabalhar como guia turística, o que fiz por três anos. E então tive minha segunda conversa com Deus. Pedi para Ele me ajudar a realizar meu sonho de ser dentista e assim consegui entrar em 18º lugar na Unisa (Universidade Santo Amaro).

Deus tinha me ajudado, então eu precisava fazer minha parte e era nisto que eu acreditava.

Fui trabalhar no Sesc da rua São Bento, no Centro da Capital paulista, como secretária e aos poucos fui organizando os arquivos e fazendo amizade com os dentistas que trabalhavam lá, até que um dia uma das dentistas, dra. Lúcia, pediu a minha lista de material. Achei que me daria algum livro ou algo parecido, entretanto, ela conversou com os outros dentistas e juntos me deram quase todo o material que eu precisava para o curso inteiro, de alavancas a limas.

Eu não podia acreditar no que estava acontecendo e até hoje meu sentimento é de pura gratidão.

E, por isto mesmo, desenvolvi um sentimento de que um dia ajudaria outros dentistas como forma de devolver ao universo este grande presente a mim concedido.

Mesmo com toda a dificuldade financeira, nunca pensei em desistir porque eu me sentia a pessoa mais feliz do mundo.

Com isso, aprendi que a incerteza é um dos momentos mais produtivos de nossa vida... É onde despertamos toda a nossa criatividade para as inúmeras possibilidades a nossa volta.

Com o dinheiro das férias e do 13º, comprei um Fusca velho, porque passei a ter que carregar muitos materiais. Era um fusquinha branco que sempre quebrava na av. 23 de maio e me deixava na mão.

No entanto, quando estamos focados em nossos objetivos, o universo contribui e sempre aparecia alguém que dava um jeitinho de consertar meu carro e assim conseguia chegar em casa.

Um ano e meio depois, me casei e deixei o meu Fusca branco para minha mãe.

Meu marido era recém-formado em Medicina e eu estudante com crédito educativo. Mas quando eu estava na metade do 3º ano da faculdade veio o plano Collor e perdi o crédito educativo e então meu marido teve que me socorrer e pagar o término da minha faculdade.

Assim que me formei, já parti pra especialização e abrimos meu primeiro consultório. Uma pequena sala com uma recepção e um único banheiro. Todos os móveis que compramos eram usados, com exceção da cadeira odontológica e armários, que pareciam ser as prestações mais intermináveis da minha vida.

Sem nenhum preparo de gestão em Odontologia, percebi que no prédio trabalhavam outros 20 dentistas, e que todos os pacientes que chegavam até mim eram aqueles que já tinham passado por outros dentistas e queriam mais preço do que qualidade, ou parentes e amigos dos quais eu não cobrava nada. Desse jeito ficou muito difícil conseguir pagar as contas. Pra complicar mais um pouquinho, fiquei grávida e equilibrar especialização, marido e consultório não era nada fácil. Muitas vezes, sem conseguir pagar as contas do mês, entrava em desespero, já que nunca quis atender convênios porque para mim a conta entre convênio e dentista nunca fechou e também nunca quis trabalhar em serviço público.

Em meio a este caos, meu marido começou a comprar uma sociedade falida sem saber. Tínhamos acabado de dar entrada em nosso primeiro apartamento e ficamos sem ter como pagar as contas. Vendemos nosso carro e pedimos (na verdade eu pedi)

20 mil reais emprestados para um vizinho muito especial, Paulo Barbosa, que confiou em nós.

Além disso, pedi para o meu irmão Flávio, que estava fechando sua loja, transformar o local numa clínica.

E ainda pedi um carro dele emprestado.

Passamos por esta crise com muito empenho. Ambos trabalhando muito e eu ainda estudando e cuidando de nossa filha. Depois veio nossa segunda filha e eu ainda não tinha os resultados financeiros desejados. Sentia uma enorme frustração e vontade de fechar o consultório e talvez até mudar de profissão.

Mas insisti e ainda comecei a trabalhar em outro consultório, que foi a base do meu aprendizado pós-formação odontológica. Com a ajuda do meu marido fui com uma amiga e o pessoal da especialização para Toronto, no Canadá, no meu primeiro congresso internacional, e fomos visitar o consultório do dr. John C. Voudouris. Lá um mundo novo se abriu para mim. Ele tinha a sala de espera mais linda que já tinha conhecido em minha vida, com um sofá vermelho, peças de decoração lindíssimas e uma secretária muito bem vestida que mais parecia uma aeromoça. Dentro da sala de atendimento, havia várias cadeiras com higienistas atendendo e eu fiquei encantada com tudo aquilo.

O meu lado empreendedor adormecido tinha sido despertado e quando voltei fiz várias transformações no consultório, inclusive mudando para a sala do outro lado do corredor. Comprei mais duas cadeiras odontológicas, contratei mais funcionárias e comecei a ter recebimentos da Odontologia, de onde até então vinham somente despesas.

Criei diferenciais que mudaram a percepção dos meus pacientes e comecei a cuidar da gestão da minha clínica usando os conhecimentos obtidos nos dois anos da faculdade de Administração com ênfase em Análises de Sistemas e em um curso de um ano em Marketing. Assim, atraí pacientes nunca imaginados, de artistas a banqueiros, e nem mesmo eu acreditava no que estava acontecendo.

Ao mesmo tempo, pude adotar odontologicamente duas crianças através de um projeto chamado "Adote um sorriso", do Fábio Bibancos.

Eu sempre dizia para o meu marido que teríamos uma clínica na Av. República do Líbano, num bairro nobre de São Paulo... um sonho e uma mentalização. Eu realmente acreditava que isso seria nossa realidade futura e este dia chegou.

Éramos o 17º casal na lista de espera com propostas para a casa, e com certeza os que ofereciam o maior número de parcelas de pagamento, mas, mesmo assim, conseguimos o imóvel!

Entretanto, não tínhamos nenhum dinheiro para mobiliá-lo. Então, somente meu marido foi para a casa que compramos e pegamos todos os móveis da sala onde morávamos e levamos para a clínica. Assim nossas filhas tinham a sala inteira de nosso apartamento vazia para andar de bicicleta, correr e brincar.

Eu só fui para a clínica dos meus sonhos seis anos depois, mas totalmente preparada para atingir um novo patamar na minha profissão. Já tinha conseguido uma cartela de clientes interessantes e aprendi a acolher o paciente, sempre com o melhor que eu podia oferecer, de tecnologias à manta para esquentar o paciente que sentia frio durante o tratamento, além de sorvete após as cirurgias.

Isso fez com que eu fosse convidada para diversas entrevistas em rádios, revistas e participasse da transformação de sorrisos em alguns programas de televisão como Rodrigo Faro, Eliana e Ana Maria Braga.

Estava realizando todos os meus sonhos e esqueci de que

nossa vida é cíclica e que, assim como temos o verão, também o inverno chega, e após 21 anos de convivência o trabalho excessivo acabou desgastando nosso casamento e nos divorciamos. Precisei sair da minha tão sonhada clínica e ainda escorreguei e rompi o ligamento do meu ombro. Foi então que fechei meu consultório e mudei minha forma de trabalhar. Pela primeira vez na minha vida, me perguntei sobre que legado deixaria para o mundo e então entendi que já tinha ajudado meus irmãos com os tratamentos dos seus dentes, mas que precisava contribuir com meus colegas.

Pensando nisso, resolvi participar de cursos com diversos empreendedores das mais diferentes áreas e assim surgiu o Odontocoach, voltado para ensinar o dentista a ser gestor de sua clínica e empreender nesta área. Criei dois cursos, um chamado Ferramentas de Dentista e o outro, Dentista Empreendedor, onde eu ministro aulas, ensinando tudo o que aprendi com muitos anos de experiência, erros e acertos. O objetivo é levar o dentista a outro patamar, tornando-se um empreendedor e aprendendo como ter um futuro melhor, mais qualidade de vida com menos esforço e de forma mais rápida.

Convivendo com estes empreendedores, quis ir para a África, levar um pouquinho do meu conhecimento em forma de palestras sobre escovação, e também escovas e pastas de dentes através de doações, inclusive minhas, para ajudar crianças de comunidades carentes. Com o auxílio da Marta Mulhule, uma moçambicana que tem uma história linda e um projeto chamsado Novo Horizonte, pude realizar uma parte deste sonho, porque ainda quero ver a empresa Odontocoach crescer e ajudar muito mais dentistas, não só os formados, mas também os que estão estudando, crianças e idosos.

Quanto a *hobbies*, amo ler, viajar e assistir filmes sobre empreendedorismo e espiritualidade.

Minha mensagem a todos os dentistas que estão iniciando:

— A profissão de dentista é maravilhosa, desde que o profissional seja empreendedor e ame o que faz! Não existe mercado saturado e sim dentistas que se preocupam em usar seu talento a favor da humanidade e por isto se diferenciam, estudam, inovam e procuram sempre entregar o melhor resultado para os seus pacientes-clientes e de forma ética divulgam seus conhecimentos. Para este tipo de profissional nunca faltará mercado em nenhum lugar do mundo, porque sempre se reinventará à procura de entregar o seu melhor... O restante é consequência.

E lembre-se sempre: siga seus sonhos, deixando claro para o mundo suas intenções, independentemente de suas condições. Assim as portas da concretização e do sucesso se abrirão!

8

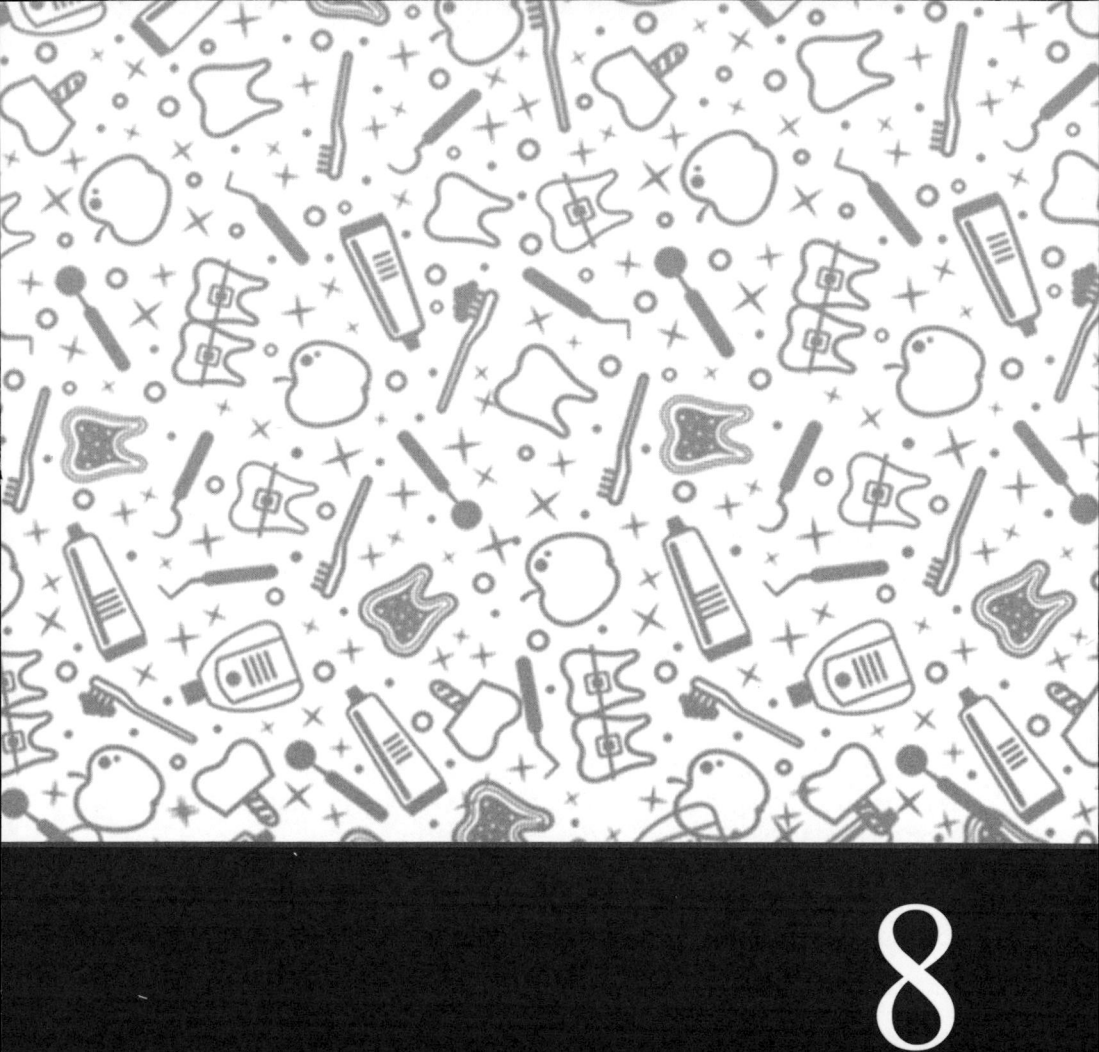

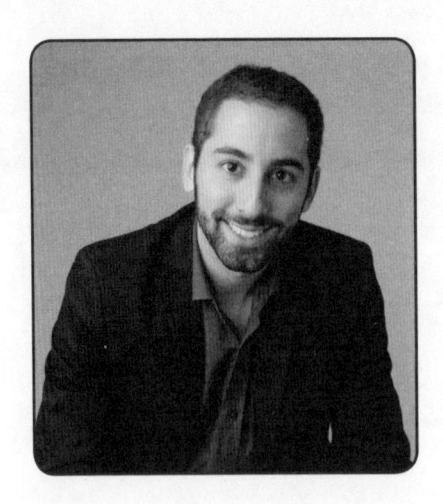

Pablo Alberto Andrade Vieira

É cirurgião-dentista, consultor em estratégias de Marketing Digital, fundador da Happy Doctor (agência de marketing), do OdontoPosts (aplicativo) e de O Dentista Digital (blog).

Designer gráfico; especialista em Marketing Digital. Empreendedor.

Contato:

WhatsApp: (19) 99944-1050

Instagram: https://www.instagram.com/pabloaavieira

Facebook: https://www.facebook.com/pabloaavieira

YouTube: https://www.youtube.com/happydoctor

E-mail: pablo@happydoc.com.br

Seja o protagonista da sua jornada

"Notar cedo as pequenas mudanças ajuda-o a adaptar-se às maiores que ocorrerão."

Spencer Johnson

Essa frase foi marcante quando li o livro *Quem Mexeu no Meu Queijo?*, do autor Spencer Johnson, pela primeira vez. Meu nome é Pablo, e tinha apenas 12 anos quando meu pai me entregou esse livro para eu ler.

Todos nós estamos sujeitos a mudanças e devemos estar preparados para elas – parece clichê –, mas o que acontece é que muitas pessoas só se dão conta delas tardiamente. Ou pior, nem percebem as mudanças à volta.

O cirurgião-dentista sai da faculdade pronto para atender, ser técnico, trabalhar, fazer o que aprendeu no curso de Odontologia. Afinal, esse é o objetivo principal de uma faculdade. O problema é que saímos de lá com a visão de que apenas ser um bom profissional, atender bem e fazer uma especialidade basta. E essa percepção, de que só isso não era o suficiente para crescer e ter sucesso, eu tive desde muito cedo.

Mudanças, transformações, conquistas e sucesso serão os assuntos principais deste meu capítulo, e tudo isso só foi possível porque eu assumi um grande **comprometimento** comigo mesmo e com a minha jornada.

Como na história do livro – e eu recomendo muito que você leia –, precisamos ser mais como os ratinhos, *Sniff* e *Scurry*, que percebem rápido as mudanças e são mais proativos. E ser menos como o duende *Hem*, que não gosta de mudanças, tem medo e é resistente a elas. Ou ser como o outro duende, o *Haw*, que no início tem medo de mudar, mas devagar aprende a adaptar-se à nova realidade e a enxergar as mudanças como algo bom e que o farão crescer. Ele tem uma perspectiva positiva das situações.

Eu quero que a minha história o inspire e lhe dê forças para crescer e conquistar os objetivos desejados. Trago alguns pensamentos, comportamentos, atitudes e Ideias – estarão em **negrito** – que acredito serem **chaves** para destrancar algumas portas que aparecerão na sua jornada rumo ao **sucesso**, seja qual for a sua definição de sucesso.

Cada atitude que tomamos tem o poder de transformar a nossa vida. E a vida é como um longo jogo que requer muita **estratégia** e muita **ação**, só que não permite voltar no início novamente, você vai continuar de onde parou. Por isso, erre o quanto antes e aprenda com o erro, cair faz parte, levante mais forte! E saiba que mudanças ocorrerão, tente antecipá-las, esteja preparado e não se acomode diante das situações.

> *"Não é o mais forte que sobrevive, nem o mais inteligente, mas o que melhor se adapta às mudanças."*
>
> Leon C. Megginson

O primeiro passo para sua nova jornada é entender o seu

estado atual e **querer mudar** e **estar inconformado**: "Eu não estou satisfeito com o meu trabalho, eu não estou satisfeito com o meu relacionamento, eu não estou satisfeito com alguma situação em minha vida. Eu não estou feliz assim, eu preciso mudar isso". Você tem que desejar profundamente a mudança.

O segundo passo é visualizar o estado em que você deseja estar. Tenha um **propósito**, uma missão de vida ou um objetivo em mente, algo que você queira conquistar. Para onde você quer ir? *"Para quem não sabe para onde vai, qualquer caminho serve"*, como disse o gato no livro *Alice no País das Maravilhas*, de Lewis Carroll. Você deve ter **clareza** quanto ao que você quer.

E o terceiro passo é se perguntar: "O que eu preciso fazer para mudar? Como sair do meu estado atual para o estado que eu desejo? Quais são os passos para realizar essa transição? Quais são as tarefas que eu tenho que realizar? Como fazer? Quais são os riscos? O que de pior pode acontecer se eu fizer isso ou aquilo?" Com essas perguntas, você começa a pensar, estudar, **buscar soluções**, criar estratégias e a **planejar as tarefas** para atingir o seu objetivo.

Mudança não é confortável. Mudança é doloroso, é chato, é trabalhoso. Claro, você está saindo da sua zona de conforto. No entanto, você precisará **apreciar** essa mudança, gostar dessa transição. Sinta o gosto da **aventura** na sua nova jornada.

Quando você descobre o seu propósito, a sua missão de vida e tem um objetivo bem definido isso o deixa **feliz**. E toda essa transição e etapas que antecedem o seu objetivo se tornam prazerosas. Aos poucos, como numa escada, você vai subindo um degrau por vez, concluindo cada etapa e ficando mais perto do seu objetivo, que está lá no topo.

Claro que nem sempre eu tive clareza do que eu queria em todos os momentos, mas eu precisava começar e buscava algum **ponto de luz** que fizesse sentido para a minha jornada até descobrir o meu propósito. E foi assim que eu passei por três grandes mudanças na minha vida, até o momento em que escrevo este livro. A primeira antecede a faculdade e as outras duas após, já formado.

Eu cresci em uma família com muitos dentistas. Nasci em Serrania, Minas Gerais, cidade vizinha a Alfenas. Meus pais, alguns tios e tias e outros parentes próximos fizeram Odontologia, inclusive alguns primos seguiram a carreira também. Acredito que dê para contar mais de 20 dentistas na família.

Apesar de ter nascido em Minas Gerais, meus pais já moravam em Campinas, no interior de SP, e lá eu morei até meus sete anos, quando nos mudamos para Amparo, uma cidade próxima a Campinas. Meu pai é o José Alberto e minha mãe é a Romana, e tenho dois irmãos mais novos, o Luan e o Igor. E com 18 anos iniciou-se a minha jornada como estudante de Odontologia na cidade de Piracicaba.

A primeira grande mudança começa com o que fazer da vida: cursar uma faculdade, escolher uma profissão. A indecisão é certa para muitos jovens que estão no ensino médio. E na metade do terceiro colegial prestei vestibular na Federal de Alfenas – onde meus pais se formaram – e não passei. Logo em setembro, minha mãe me perguntou se eu não iria prestar algum vestibular. Eu não estava muito animado e convicto de que não iria passar, apesar de ter estudado a maior parte da vida em escolas particulares, e respondi que não precisava, que ia gastar dinheiro à toa para a inscrição, porque eu não iria passar mesmo.

Faltavam poucos dias para se encerrarem as inscrições, minha mãe insistiu e sugeriu que eu fizesse apenas o vestibular da Unicamp só para ver como eu iria me sair. "Vai que você passa – ela disse – **não custa tentar**." Odontologia como primeira opção e Arquitetura como segunda.

Coloquei Arquitetura porque desenhar era algo que eu gostava muito, e foi uma área que pensei fazer sentido naquela época. E como primeira opção coloquei Odontologia por um motivo: **segurança**, já que era a profissão dos meus pais. Não foi influência, eu realmente não sabia o que queria.

Fiz a primeira fase em novembro e passei. Em janeiro do ano seguinte, fiz a segunda fase, e logo no mês seguinte, em fevereiro, saiu a primeira lista de aprovados. E nada de passar. Depois saíram a segunda e a terceira chamadas, e nenhuma aprovação também. Já tinha em mente, portanto, que iria começar o cursinho.

Era uma sexta-feira do mês de março, eu e meus pais fomos ao cursinho para fazer a matrícula, eu já ia começar logo na segunda-feira. E nesse fim de semana tudo mudou, da noite para o dia, literalmente, você vai entender.

No sábado à noite eu estava no MSN – talvez você se lembre ou já ouviu falar do MSN, era um programa de computador para conversar com outras pessoas – e naquela época eu ficava até madrugada na internet. E por volta de duas e meia da madrugada de domingo, sem mais nem menos, do nada, tive a ideia de acessar o site do vestibular e ver como estavam indo as listas de convocados. Olha, realmente não sei por que me veio isso à cabeça.

Abri o navegador *Internet Explorer*, entrei no site e, para minha surpresa, já estava na quinta chamada. Rolei a tela para baixo... K, L, M, N, O, Pablo. Sim, lá estava meu nome, o primeiro nome com a letra P. Desacreditei, não era possível. Eu até fechei o navegador, e abri tudo de novo para ver se era aquilo mesmo, e era.

Então, acordei meus pais para dar a notícia e, a partir disso, foi uma correria: cancelar o cursinho, fazer a matrícula na Unicamp, pegar minhas coisas e partir para Piracicaba na quarta-feira.

Será Odontologia o meu destino? Assim que descobri que tinha passado no vestibular, não tive muito tempo para pensar, a matrícula era logo na segunda-feira (ou terça) em Campinas e as aulas já tinham começado em Piracicaba.

Eu tive que pensar rápido, agir rápido. "O que eu tinha a perder? Qual seria o pior cenário? Na pior das hipóteses, se eu não gostar do curso, vou pensar no que fazer e, talvez, trancar a matrícula." Esse foi o meu pensamento na época. É necessário saber mudar e arriscar.

> *"Se você não está disposto a arriscar, esteja disposto a uma vida comum."*
>
> *Jim Rohn*

A minha jornada durante a faculdade foi tranquila. Tem suas dificuldades, é claro, mas nada que não se possa superar. Só no primeiro ano fiquei um pouco em dúvida se Odontologia era realmente o meu curso, mas essa dúvida logo passou.

Na faculdade, tudo é novidade e diferente, e é isso que me move. Quando algo fica monótono, eu busco novos horizontes e novas motivações – **motivos para a ação**, motivos para agir. Você precisa aprender a se **automotivar**. E foi assim que desenvolvi e melhorei algumas habilidades, realizei atividades extracurriculares em paralelo que foram importantes para eu chegar aonde estou hoje. No final do meu capítulo deixarei algumas dicas de como você pode se automotivar.

Como eu já tinha certa habilidade com programas de edição de imagem e vídeo, fui convidado para participar da Jornada Odontológica de Piracicaba (JOP) no cargo de designer e marketing. Entrei de cabeça para ajudar e fazer acontecer. A JOP era uma paixão. E desde muito cedo aprendi a **ser proativo** em tudo que fazia ou de que participava.

Proatividade é uma busca espontânea por mudanças, é fazer mais, é não esperar o outro pedir ou mandar, é fazer como se fosse para você, como se fosse seu, é **colocar toda a sua energia**. Ter esse tipo de comportamento é fundamental se você quer ter sucesso.

Foram quatro anos como organizador da JOP e fui vice-presidente no último ano. Foi uma experiência e tanto, e tem uma ligação muito próxima com o que faço hoje.

Pouco antes de terminar a faculdade, a segunda mudança me esperava. Eu estava na festa de 25 anos de formados dos meus pais quando conheci o Cláudio. Ele é dentista e me convidou para conhecer o Rio de Janeiro e trabalhar lá. Até então, nunca tinha ido à cidade maravilhosa.

O convite teve um apelo forte na possibilidade de não só aprender Odontologia – já que seria um recém-formado –, mas aprender a **vender, fechar tratamentos**, construir minha carreira lá e ganhar dinheiro. Quem não quer? Claro que fui fisgado ali, tudo aquilo me interessou muito. Eu tive consciência disso e da importância de **aprender habilidades além da Odontologia**.

Então, comecei a analisar as opções que eu tinha: trabalhar numa cidade na qual nunca estive antes e aprender mais ou procurar um emprego pelo estado de São Paulo. A opção de trabalhar com meus pais não existia, porque o local em que eles trabalham não comporta mais um dentista.

Muitos me perguntaram se eu não pensava em fazer um concurso. A decisão realmente varia de pessoa para pessoa e dos objetivos de vida de cada uma, mas desde pequeno eu sempre gostei de liberdade e meus pais sempre falaram sobre as vantagens de serem autônomos, você fazer seu próprio horário, ter liberdade e flexibilidade, ser seu próprio chefe – quando tiver seu próprio consultório, no caso –, e isso sempre foi um atrativo para mim.

A essa altura você já deve imaginar qual opção eu escolhi, não?

Logo depois da formatura, me mudei definitivamente para o Rio de Janeiro. Estava bem animado! A minha segunda grande mudança. O convite, na verdade, era para trabalhar em uma das clínicas da Wanderleya, amiga de turma da faculdade dos meus pais, que morava lá, e também esteve na festa de formados.

A princípio, eu iria procurar um lugar para morar por lá, mas ela me convidou para morar em sua casa, na Barra da Tijuca. A casa ficava a 15 minutos de bicicleta da praia – eu não tinha um carro até então – e estava achando tudo ótimo.

Já a clínica ficava em Belford Roxo, na baixada fluminense. Se você não conhece a região metropolitana do Rio, Belford Roxo fica a 50 km, aproximadamente, de onde eu estava morando. Levava em média duas horas para chegar ao trabalho e de duas a três para chegar em casa. Quando o trânsito estava caótico, que foram poucas vezes, quase quatro horas. E foi assim, de segunda a sábado, durante um ano e três meses que morei lá.

"Pablo, que loucura", você pode pensar. Mas eu estava disposto a essa nova experiência e eu disse **SIM** à minha nova realidade. Mais uma vez: o que eu tinha a perder?

E não perdi absolutamente nada. Aprendi muito. Durante o percurso que fazia, eu lia bastante sobre marketing. Outras vezes, ia assistindo algum seriado no celular, para não cansar também, né? A Wanderleya e o Cláudio foram meus mentores nessa época, e com eles eu aprendi **técnicas de vendas**. A porcentagem de tratamentos fechados aumentou e fui o dentista que teve o **maior faturamento** nos dois anos de existência da clínica. E isso foi no 10º mês em que estava lá, e eu tinha menos de um ano de formado.

Sabe a que se deve tudo isso?

Eu fui **humilde** em querer aprender.

Normalmente, achamos que o que fazemos é muito bom, que não tem nada de errado e que, às vezes, é melhor do que do outro e que não temos nada a aprender. É normal ter esse sentimento de confiança. O problema é que isso **trava** o nosso desenvolvimento. Portanto, não seja presunçoso e não bloqueie a sua mente. Esteja sempre apto a ouvir e a aprender. E **tenha mentores** na sua jornada, e mentor não precisa ser necessariamente uma pessoa que esteja presente com você, você pode ter mentores na internet ou em livros.

> *"O analfabeto do século XXI não será aquele que não consegue ler e escrever, mas aquele que não consegue aprender, desaprender, e reaprender."*
>
> Alvin Toffler

Depois de um ano e três meses morando e trabalhando no Rio de Janeiro, comecei a ficar um pouco desanimado e desmotivado. A clínica passava por alguns problemas e eu estava perdendo muitas horas dentro de um ônibus, todos os dias. Estava ficando cansativo e improdutivo. E teve um motivo maior que fui descobrir só meses depois.

Assim, eu estava diante de um problema, e precisava solucionar. Eu poderia agir de duas formas: como **vítima**, e reclamar, e sofrer, e me abalar, e só focar no problema. Ou, agir como um **protagonista** da minha jornada, e encarar a realidade, assumir as responsabilidades, enxergar que o problema foi bom por um lado – morar no Rio de Janeiro foi ótimo – e que há solução. Geralmente, as pessoas focam a maior parte da sua energia e tempo no problema e não na solução.

Fui atrás da solução: minha mãe viu num anúncio na Associação Paulista de Cirurgiões Dentistas (APCD) de Bragança Paulista que um dentista estava à procura de alguém para trabalhar com ele em seu consultório. Tinha chegado a hora de mudar novamente. Na sua jornada, você precisa estar preparado para **mudar rapidamente várias vezes**.

Comecei trabalhando para esse dentista e a proposta era muito boa, 50% de comissão, e estava animado novamente. Trabalhava de segunda a quinta na clínica dele e às sextas e sábados na clínica dos meus pais, uma vez que eles, geralmente, não trabalhavam nesses dias.

Passei por pequenas mudanças em Bragança Paulista, e também por uma terceira grande mudança. Como não tinha onde morar nem como alugar alguma moradia lá, comecei a dormir no consultório desse dentista. Havia um espaço na cozinha, levei minhas coisas e lá foi minha moradia durante quase dois anos.

Após uns cinco meses trabalhando, esse dentista precisou vender os materiais e seus equipamentos e passar o ponto. Mais uma vez me via em uma situação que precisaria mudar. No entanto, o dentista me deu a liberdade para fazer uma proposta aos possíveis compradores. E fiz. A nova dentista, então, topou dividir o ponto comigo, levei alguns equipamentos e continuei trabalhando por lá, de segunda a quarta. Às quintas-feiras eu ia para um café e passava o dia inteiro trabalhando no meu novo projeto, e às sextas e sábados continuei com meus pais.

Meses depois, essa dentista desistiu de trabalhar, por motivos pessoais e, então, fiquei com o ponto, morando e trabalhando. Desde o início, eu atendia por convênios e consegui alguns clientes particulares, o que me permitiu continuar lá.

Durante esse tempo em Bragança Paulista, aos poucos, comecei a me sentir desanimado e desmotivado novamente. E mais, estava infeliz. Tinha algo de errado. Ao mesmo tempo, comecei a aprofundar meus estudos em marketing, em empreendedorismo e a como criar um negócio online. A ficha começou a cair e percebi que eu não estava satisfeito em trabalhar como dentista. Gostava e gosto de Odontologia, mas no fundo a profissão de dentista não era a minha missão.

E, como em um *flashback*, comecei a recordar tudo que já tinha vivido, os momentos antes da faculdade, durante a faculdade, o meu envolvimento justamente com design e marketing na organização da Jornada de Piracicaba, as experiências que vivi no Rio de Janeiro, e acordei: a minha missão é ajudar os dentistas a despertarem para um novo mundo, **um mundo além do mocho**.

Fundei, então, o blog **O Dentista Digital**, onde comecei a compartilhar dicas e informações sobre empreendedorismo e marketing. Minha amiga Amanda me ajudou com o nome do blog, e todo mundo gostou. Eu precisava compartilhar os meus conhecimentos e ajudar os dentistas. Sempre fui assim, sempre gostei de ajudar e ensinar. Conhecimento técnico em Odontologia, especializações, atualizações são só uma pequena fatia do que você precisa para a sua jornada. Há muito o que aprender para se tornar um profissional com uma **carreira sólida, estável e saudável**. E o digital foi o meio que encontrei para começar.

Muitas vezes ficamos presos na **inação**, em dúvida, pensando demais, planejando demais e buscando fazer o mais perfeito possível, e isso trava. Enquanto, na verdade, você deveria **agir mais**. Comece devagar, pequeno, com os recursos que você tem, pensando grande e planejando apenas o essencial. Comece, apenas comece.

Começar abre um mundo de **oportunidades**, e o blog abriu várias para mim: recebi propostas para trabalhar com marketing, conheci diversas pessoas, comecei a ser mais reconhecido e recebi muitos agradecimentos de dentistas que ajudei aqui do Brasil e de alguns países, como Paraguai, Bolívia e Colômbia.

Foi assim durante quase um ano, trabalhando como dentista,

estudando cada vez mais e escrevendo e postando alguns artigos no blog nas horas vagas. Quanto mais você realiza uma **tarefa que está alinhada com os seus objetivos**, mais você avança, mais o seu caminho vai sendo revelado e mais oportunidades aparecem.

Um dentista, que já não atuava mais na profissão, veio me procurar. E, de repente, estávamos trabalhando juntos com marketing digital para dentistas. Até começamos uma agência de marketing, mas a sociedade não deu certo.

Nesse tempo, eu ainda estava trabalhando como dentista e com a agência, batizada de **Happy Doctor**. O nome veio em decorrência do site *happydoc.com.br* que foi doado a mim pela minha amiga Juliana quando ela escrevia para o meu blog. E, alguns meses depois, com a crescente entrada de novos clientes na agência, finalmente larguei o mocho. Sim, a transição de carreira foi concluída com sucesso. E essa foi a terceira grande mudança em minha vida.

Toda essa transição não foi fácil. E neste livro está bem resumido. Mas eu tive insegurança e medo. Foi uma transição lenta e gradual, com muito planejamento e ação, que levou quase dois anos. Sinceramente, pensei que fosse demorar mais, bem mais, no entanto, foi mais rápido do que eu imaginava porque eu mantive um **comprometimento** enorme em querer mudar.

E diante de tantos desafios e problemas, há duas coisas que eu considero a base de tudo: a sua **configuração mental**, ou *mindset*, ou ainda modelo mental, e a sua **inteligência emocional**.

A sua configuração mental é a forma como você **vê o mundo**, como você pensa e enxerga uma determinada situação. Se você for a uma festa com um amigo ou uma amiga, você pode achar a festa ótima, sensacional e a outra pessoa achar horrível. São perspectivas diferentes de uma mesma situação.

O seu modelo mental precisa ser **programado para crescer**. É você acreditar que tudo pode ser desenvolvido e melhorado, é não ligar para o erro e aprender e tirar soluções através dele, é transformar as dificuldades em oportunidades, é aprender algo novo todos os dias e não deixar que crenças limitantes impeçam você de fazer algo.

Já a inteligência emocional é como você reage e **controla as suas emoções**, e como você compreende as emoções das outras pessoas (**empatia**). Pois estamos sujeitos ao estresse, ansiedade, insegurança, compulsão, depressão, e desenvolver a inteligência emocional é preciso para aumentar a autoestima e autoconfiança e encarar as diversas emoções que você enfrentará nessa jornada.

De nada adianta você ser um ótimo profissional, tecnicamente falando, se você tem uma mentalidade programada para o fracasso e uma baixa autoestima. E o melhor é que ambas podem e devem ser desenvolvidas.

Por exemplo, ao ler este livro, você já está se desenvolvendo. Leia livros sobre desenvolvimento pessoal, biografias e histórias de pessoas de sucesso – e esse livro está repleto –, assim você se inspira, aprende e vê que essas pessoas não são muito diferentes de você, elas conseguiram e você também pode.

Da mesma forma que os alimentos que você consome interferem no seu corpo e na sua saúde, o que você lê e assiste interferem na sua mentalidade. Por isso, **alimente-se diariamente** lendo e assistindo coisas boas, positivas, que agreguem valor a você, que expandam a sua mente e que façam você **pensar fora da caixa, fora da sua zona de conforto**. Conecte-se com pessoas que também estão buscando o sucesso ou que já estão em um patamar acima de você. Siga páginas ou perfis de pessoas de sucesso que você **admira**.

Frequente eventos e palestras e faça *networking*. Essas são apenas algumas das formas para o seu desenvolvimento pessoal, mental e da sua inteligência emocional. E não é uma corrida com uma linha de chegada, é um **desenvolvimento constante**, diário.

> *"O pessimista reclama do vento, o otimista espera que ele mude, o realista ajusta as velas."*
> William Arthur Ward.

Como falei anteriormente, a seguir você encontrará, em tópicos, algumas dicas para se automotivar. Se você está pensando em seguir a carreira como cirurgião-dentista, ou se é estudante, é recém-formado ou se já está em atividade há tempos, essas dicas são para você. E você precisa fazer hoje, agora – inclusive, **faça o seguinte**: anote ou digite os tópicos abaixo numa folha sulfite e ao lado de cada tópico escreva aquilo que faz sentido para você neste momento e o que você deseja alcançar, e cole em algum lugar para que você veja e **mentalize todos os dias – mentalizar é MUITO importante**:

- Se não está feliz na sua jornada, mude a direção;

- Relembre o porquê de você começar essa jornada;

- Se o seu objetivo ou o seu propósito é importante para você, dificilmente você abrirá mão dele;

- Tente se observar, se imaginar lá na frente, lá no seu destino, saboreando a sua conquista, mesmo que não tenha ainda conseguido;

- Escreva ou cole uma figura ou foto daquilo que você quer conquistar na sua folha sulfite. Se você deseja ter um consultório próprio, cole uma foto de algum consultório que você tenha como referência, isso ajudará você a visualizar e mentalizar;

- Lembre-se que você veio para ganhar!
- Aja, apesar do medo;
- Seja maior que os seus problemas;
- Foque nas oportunidades e não nos obstáculos;
- Olhe para trás e veja tudo que você já conquistou, por que vai parar agora?
- Leia e assista coisas positivas, de valor, que te deem motivação – todos os dias;
- Siga pessoas que você admira e que já têm sucesso – com as redes sociais isso é muito fácil;
- Confie em você, tenha persistência e resiliência – ninguém disse que seria fácil;
- Aprenda, desaprenda e reaprenda.

Eu desejo todo o sucesso na sua jornada.

Um grande abraço,

Pablo Vieira

9

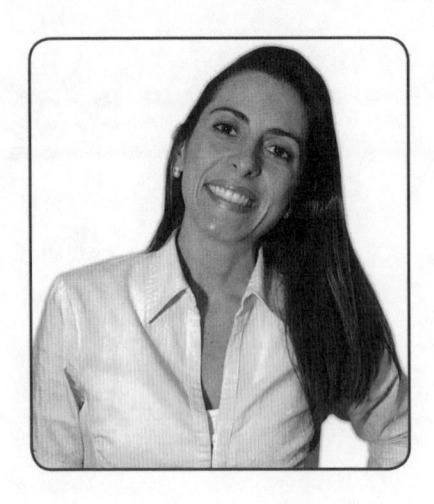

Paula Pinheiro

Fundadora e diretora da Radiologia Odontológica Abreu, com mais de 11 anos de mercado. Dentista formada pela Faculdade de Odontologia de São José dos Campos (UNESP) e especialista em Radiologia e Imaginologia Odontológica pela Fundecto – USP. Fez diversos cursos de Marketing Digital e Coaching. Fundadora dos Projetos Digitais "Diagnóstico Criativo" e "Dentista de Valor". Fundadora do Projeto Social "Raio-X do Sorriso", que tem como proposta saber as causas dos problemas bucais de aldeias indígenas e outras comunidades atendidas, buscando dar informações sobre Prevenção Bucal por meio de palestras, construir escovódromos personalizados e solicitar ajuda efetiva aos órgãos públicos para que melhorem as condições para a população da região atendida após a ação, para que os resultados perdurem ao longo do ano. Fundadora dos Projetos Digitais "Paula Abreu - Sorriso o Idioma Universal" e "Não tá tudo bem", em Youtube, Instagram e Facebook. Apresentadora do programa da Rádio Cidadã 87.5 FM "Raio-X do Sorriso", o qual apresenta blog semanal e discute ao vivo temas atuais ligados à Odontologia e ao sorriso. Desde outubro de 2018 tem também o título de jornalista.

Contatos:
E-mail: paulaabreu@radiologiaabreu.com.br
Facebook da Radiologia Odontológica Abreu

Odontologia como profissão, Justiça como missão

"Os que muitos ensinam a Justiça brilharão como as estrelas eternamente."

Daniel 12:3

Sou apaixonada pelas minhas profissões. Sim, não escrevi errado; sou dentista formada em 2003 pela Unesp/SJC, especialista em Imaginologia e Radiologia Odontológica pela Fundecto – USP e mais recentemente adquiri o título de jornalista.

Ser convidada para este projeto foi muito emocionante. Ser reconhecida pelo meu trabalho é uma satisfação enorme e contar um pouco sobre ele foi o desafio lançado pelo coordenador. Entre lágrimas e sorrisos aceitei o convite e me senti muito privilegiada de estar neste seleto grupo de dentistas que, cada um à sua maneira, conta como procura deixar a sua marca no mundo. Tenho total noção da minha responsabilidade a partir deste momento. Quando fui chamada para escrever sobre a minha história, comecei a ler diversas biografias de pessoas que admiro, simplesmente para observar como em um curto espaço de "linhas" elas resumiram suas vidas, conseguindo impactar o leitor. Percebi que a maioria escolheu uma característica própria que fez a diferença. E fiquei pensando em qual seria a minha. Sabe aquela única palavra que o define, que resume a sua missão de vida? Pois bem, a minha palavra é JUSTIÇA.

> "A primeira igualdade é a Justiça."
> *Vitor Hugo*

Meu grande sonho sempre foi ver um mundo melhor e mais justo, coisa que sinceramente nunca vi acontecer e continuo com esperança de um dia se tornar uma realidade. Eu sempre amei estudar, saber os porquês por trás de tudo (não é à toa que escolhi ter uma visão de "raios-X") e sou uma eterna observadora do comportamento humano (assim como um bom jornalista). Eu me sinto privilegiada, em todos os sentidos, e longe de mim sentir-me culpada por isso. Nasci em São Paulo, capital, mas minha família toda é de Goiás. Meu pai (*in memoriam*) era pediatra e radiologista e minha mãe foi professora e hoje está aposentada. Dr. Pinheiro, ou Pinheirinho, como era conhecido, foi um vencedor; conquistou tudo por mérito, mesmo passando por muito preconceito por ser chamado de "caipira" por colegas paulistas. Ele não se intimidou e com seu estudo e capacidade foi um dos radiologistas médicos mais consagrados de sua época, sendo chefe da Radiologia do Hospital Albert Einstein. Elisete, minha mãe, deu aula em colégios excelentes de São Paulo – Pio XXII e Maria Imaculada, e anos antes de se aposentar trabalhou no sistema didático Etapa por todo o interior do Estado de São Paulo.

Se pude ter todas as condições financeiras e pessoais que me permitiram desenvolver o melhor que eu poderia ser (pelo menos até agora), me sinto merecedora e também detentora de uma grande responsabilidade em minhas mãos. Nunca consegui me conformar de ver tão poucas pessoas com tanto e tantas pessoas com tão pouco. Eu nunca me acomodei com o que a maioria me falava: "É assim mesmo..." Porém, meu pai era a prova viva de que quando a gente se esforça consegue tudo o que quer.

Diante disso, eu procurava me aproximar das pessoas diferentes de mim, para entender um pouco da realidade delas. Isso me fez adquirir uma visão bem ampla da realidade, que eu sei que poucos têm ou nem querem ter. Eu tenho algo visceral: entender os diversos universos das pessoas para compreender o mundo. E a coisa que mais me incomoda é a presença constante da injustiça.

> *"Se você sofreu alguma injustiça, console-se; a verdadeira infelicidade é cometê-la."*
> *Demócrito*

Desde que me entendo por gente, eu vi meus pais estudando muito, trabalhando exaustivamente e me dizendo para ser o melhor que eu podia para colher frutos. E no meu conceito isso é justiça: colher o que se planta. E ainda assim eu presenciei muitas injustiças com meus pais em todas as esferas (pessoal e profissional), mesmo eles agindo tão corretamente. E eu ficava me perguntando se realmente existia a justiça que eu acreditava que poderia existir.

> *"A felicidade não é algo pronto. Ela vem de Suas Próprias Mãos."*
> *Dalai Lama*

Em 2002 eu tive quase a certeza de que a justiça não existia. O meu pai sofreu a maior injustiça de todas, na minha opinião. Ele faleceu por um infarto fulminante, logo após saber por telefone que tinha sido enganado por um ex-funcionário. Ele ficou tão nervoso com essa injustiça que pagou com a própria vida pelo erro dessa pessoa. Como alguém que ele havia ajudado tanto pôde fazer isso com ele?

Eu me lembro de refletir sobre a vida durante o velório do meu pai. E briguei com Deus pelo quanto isso era injusto com meu pai. Demorou, mas entendi que também somos responsáveis por tudo o que acontece na nossa vida, por mais que não pareça. O fato principal não pode ser mudado, mas o caminho como as coisas aconteceram também foi responsabilidade do meu pai. Ele era muito nervoso, não cuidava muito de sua alimentação e infelizmente não tomava atitudes diante de coisas erradas que faziam contra ele. E assim o futuro foi traçado, infelizmente. Porém, o meu futuro estava em minhas mãos e segui em frente.

"Comece fazendo o que é necessário, depois o que é possível, e de repente você estará fazendo o impossível."

Voltando um pouco no tempo, aos 12 anos eu já tinha decidido que teria alguma profissão da área da saúde (Medicina), mas também estava interessada em Marketing. Era muito estudiosa e recusava uma tarde de piscina para fazer meus resumos para estudar. Estudei no colégio Etapa, que foi fundamental para meu preparo. Aos 17 anos, resolvi fazer inscrição somente para faculdades públicas (USP, Unicamp e UFPR) para Medicina. E na hora de preencher a última (Unesp), inspirada pela minha ortodontista que eu adorava, resolvi tentar Odontologia.

Prestei todas as provas e a Unesp era a única que ainda não tinha divulgado os resultados. E quando eu estava fazendo a pré-inscrição para o cursinho (caso eu não passasse, já tinha garantido a vaga nos estudos), liguei para um amigo do orelhão (nem tinha celular na época) e ele me disse: "Você quer saber se passou ou não? Quer saber ou não? Você passou!" Eu me lembro até hoje da emoção! Justiça seja feita: eu estudei feito uma louca e realmente achei que mereci passar!

E foi tudo exatamente como meu pai me falou: a melhor época da minha vida mesmo. Fui morar em república no começo e foi incrível. Depois de dois anos, resolvi morar sozinha. Eu estudava à noite e participava de tudo o que podia: festivais de música, festas, jogos, viagens, bate-volta para praia de dia (nem perdíamos a aula à noite), até a rodeios em Jacareí eu fui! Ao mesmo tempo eu aproveitava tudo o que a faculdade poderia oferecer de aprendizado além da graduação: fiz estágios que amei! Estive na Periodontia, no Neape (para pacientes especiais) e, apesar de tentar, não consegui entrar no estágio de Radiologia. Mas tudo bem: isso não me fez desistir do meu sonho de fazer Radiologia. Fiz amigos para toda a vida, e foram um grande exemplo, pois todos eram muito esforçados.

Eu trabalhei alguns meses em um consultório e depois resolvi fazer um trabalho de iniciação científica com a professora Mônica Fernandes Gomes. Ela, na minha opinião, foi a principal responsável pelo meu amor pela pesquisa.

Acreditem: a justiça existe. Ela é sutil, discreta e silenciosa.

Durante a época da iniciação científica, tive de ser extremamente organizada. Eram muitas cirurgias (gratidão ao professor Marcelo Marotta por nos auxiliar brilhantemente nas exodontias), radiografias de controle dos pacientes e horas com a professora Mônica na frente do computador. E como ela era exigente no Português! Até mais do que minha mãe era comigo, e agradeço por isso. Isso porque todo mundo comenta que escrevo muito bem.

Estava tudo indo muito bem, quando sofri o grande baque em minha vida. E não sofri sozinha: eu perdi meu pai e a professora Mônica também perdeu o pai dela mais ou menos na mesma época.

Ficamos arrasadas, é claro. Porém, fomos juntas até o fim do trabalho e conseguimos até publicá-lo em revista científica.

E, ao final de 2003, me lembro de chorar muito pela ausência do meu pai na minha formatura, mas minha mãe fez de tudo para eu terminar meus estudos e que a minha formatura fosse exatamente como o meu pai gostaria. Minha mãe é simplesmente fantástica!

"Não julgues segundo a aparência, e sim pela reta justiça."
Jesus Cristo

Formada, voltei para São Paulo e fiz estágios em faculdades na área de Radiologia: Unicid e USP. Durante a minha especialização na Fundecto - USP, tive o privilégio de fazer estágio na Papaiz Associados e de aprender Radiologia com a maior referência na época, na minha opinião (2005): o dr. Hélio Papaiz, colega de trabalho e amigo pessoal do meu pai no Hospital Albert Einstein. Ele era um dentista muito respeitado no meio e conversava de igual para igual com os médicos.

O dr. Papaiz tinha algo que eu admirava muito: o verdadeiro amor pela Boa Prática na Odontologia e por ensinar de verdade. E fiz duas grandes amigas na Papaiz Associados: a Adriana e a Denise. Bons e velhos tempos, que lembro com muito carinho. Isso foi de 2005 a 2006.

"A injustiça em qualquer lugar é uma ameaça à Justiça em Todo Lugar."
Martin Luther King Jr.

No segundo semestre de 2006 eu estava em dúvida se abria a minha Radiologia ou se perguntava na Papaiz se havia alguma oportunidade de abrir uma filial deles. E, uma semana antes de terminar minha especialização, me dispensaram, sem motivo aparente. "Que injustiça!", pensei.

Chorei muito, histericamente! Foi como se o chão tivesse se aberto diante de mim. Eu fazia o melhor que podia e nunca havia recebido reclamações.

Em casa, minha mãe me vendo tão abalada me disse: "Filha: o que tinha de acontecer, aconteceu. Se você estava em dúvida, decidiram por você e te deram um caminho. Abra a sua clínica com o sobrenome do seu pai e vá em frente!" E foi o que fiz.

> "A justiça exalta a nação dando vida ao seu corpo, mas na falta desta, apodrecem os seus alicerces."
> Brenon Salvador

Enquanto eu amadurecia a ideia, estagiei em outras radiologias na Paulista e em outra em Higienópolis, além de trabalhar ao mesmo tempo na loja da minha tia Beatriz.

Essa foi outra grande injustiça na minha vida: a perda da minha tia. Ela faleceu em 2006, precocemente, antes dos 50 anos, por câncer de estômago. Então, no mesmo ano, comecei a fazer orçamento de equipamentos e a procurar um local para abrir a clínica. Assim, graças a minha organização e à ajuda de minha mãe, consegui inaugurar em junho de 2007 a minha tão sonhada Radiologia Odontológica, e com o sobrenome que me enche de orgulho, que é o do meu pai: ABREU.

Quando inaugurei, éramos eu e um rapaz, o Rafael. E no começo, como não tinha muito cliente, eu fazia de tudo um pouco. Mas já no segundo ano de funcionamento abrimos outra unidade da Radiologia Odontológica Abreu, no Capão Redondo. Eu estava animada com o futuro!

> "Se não existissem más pessoas, não haveria bons advogados."
>
> Charles Dickens

Porém, podemos entrar em um ritmo tão maluco, que só nos damos conta quando ficamos doentes. Pois é, tive uma grave crise de ansiedade em 2013 e fiquei afastada do trabalho. Sou muito grata a minha mãe, Elisete, meu irmão, Thiago, meu marido, Eduardo, e minha melhor amiga, Adriana, que me deram muito apoio na época. E aos meus amigos do coração do ITIO, um instituto de Reiki que frequento desde 2008. Os motivos que levam à exaustão sempre são muitos, e no meu caso foram: troca de equipe, desentendimentos com a minha ex-sócia e posterior fim da sociedade, concorrência desleal, falta de cuidado com a minha saúde, alto nível de estresse...

> "Acredite na justiça, mas não a que emana dos demais e sim na tua própria."
>
> Código Samurai

Falando sobre o presente: se tive e tenho colaboradores que deixaram ou deixam ainda em alguns momentos a desejar? Sim. Se participei de grupos que viam muito mais os próprios interesses pessoais do que o coletivo? Sim. Se me esforcei para tentar melhorar a situação dos dentistas perante os convênios odontológicos (fui representante da liderança do Estado de SP), mas recebi críticas ferrenhas dos próprios colegas e me senti desapontada por não ter o apoio necessário de nossos órgãos representantes de classe? Sim. Se diariamente vejo e enfrento falta de respeito por parte de uma minoria de colegas dentistas, pacientes, fornecedores e prestadores? Sim. E você deve se perguntar: o que a faz continuar se tem tanta coisa contra?

Primeiro porque eu acredito que sou responsável pela justiça que quero ver no mundo, e não os outros ao meu redor. Eu tenho vontade de fazer a diferença no mundo por meio de coisas boas e não ruins ou prejudicando os outros. Seria muito decepcionante viver décadas e não melhorar a vida de outras pessoas com a minha presença.

> *"Lutar pela igualdade sempre que as diferenças os discriminem, Lutar pela diferença sempre que a igualdade nos descaracterize."*
> Boaventura de Souza Santos

Adquirir outros conhecimentos me deu forças para reinventar a Odontologia que eu tanto amo. Precisamos saber de gestão, informática, marketing digital, financeiro, além de somente laudar exames. Eu amo entregar os resultados em mãos para os pacientes. Na Radiologia Odontológica Abreu é quase diário o meu desejo de mostrar para a equipe que o segredo de ter o reconhecimento é se importar com o cliente e com os demais colegas. Não adianta fazer um serviço muito bem feito, se o paciente não tem a percepção de que foi bem atendido. Nossos três pilares são: qualidade, bom atendimento e simpatia. Gratidão a todos da equipe!

> *"Sempre aposte e trabalhe para que o seu hoje seja melhor que o seu ontem, fazer isso servirá para você crescer em qualquer campo ou área. Pois a alegria e satisfação de ter superado um desafio supre todo o cansaço e desgaste gerado pelo duro caminho percorrido."*
> Hudson Pessini

Além de estudar e trabalhar diariamente com Radiologia,

despertei para outros conhecimentos: nos últimos quatro anos tenho estudado Marketing Digital, Gestão e Coaching.

Participei de projetos sociais e me animei a também elaborar o meu. Assim, saí da capital paulista para ir duas vezes em uma aldeia indígena no Mato Grosso do Sul. E lá, além de realizar palestras, fizemos a avaliação da saúde bucal de crianças e adultos. E observei muitas coisas a melhorar, a começar por ações de prevenção. Infelizmente há falta de dentistas nas UBSs das cidades para atender casos mais complexos e falei com os representantes de governo e Funai. Eu estou esperançosa que o meu projeto "Raio-X do Sorriso" possa trazer muita informação sobre prevenção para quem o recebe e tornar a Odontologia uma prioridade na vida das pessoas. E o projeto emprestou o nome para o meu programa de Rádio, que traz muita informação e diversão falando sobre como manter o Sorriso.

Também coordenei a Equipe de Odontologia na Ação da Saúde "Tudo de Bonfa", em fevereiro de 2018. Eu e vários outros profissionais da área da saúde do bairro do Butantã nos unimos e foi um sucesso! Falando da nossa atuação na Odontologia, notamos que 72% das pessoas apresentaram problemas bucais. E é alarmante ver que até mesmo em São Paulo, capital, a população passa dificuldades para poder se tratar nos serviços públicos de saúde na parte odontológica. E isso me tocou profundamente. Falei com diversas autoridades, mas pouco foi feito até o momento.

Se eu tivesse mais tempo, faria mais coisas para buscar condições melhores não somente para mim, mas para todos que me rodeiam. E continuo buscando a justiça por onde eu esteja.

"A moral é filha da justiça e da consciência – é a religião universal."

Antonie Rivarol

E para expor a importância da justiça, nada melhor do que usar a comunicação. E isso tenho de sobra, como toda geminiana. Dom esse que me ajudou muito a sair de um estado de profundo estresse devido ao trabalho lá em 2013. Nunca imaginei que eu teria um programa de rádio um dia e iria me sentir tão feliz como hoje.

Eu comecei a fazer vídeos em 2015 e não parei mais! Fiz o canal do YouTube da Radiologia Odontológica Abreu, com mais de cem vídeos, e me diverti em cada um deles. Meu objetivo foi tornar simples o trabalho que a gente faz. Tirar dúvidas simples de pacientes e doutores. E, claro, complemento até hoje com postagens do Facebook e Instagram. Vejo que muito paciente nem sabia o que uma radiologia odontológica faz e muito menos se lembrava do nome de onde havia feito o último exame odontológico. E a nossa proposta é fazer com que os nossos pacientes se lembrem de nós!

> *"Através da história, tem sido a inatividade daqueles que poderiam ter agido, a indiferença daqueles que deveriam saber melhor, o silêncio da voz da justiça quando ela mais importava, que tem tornado possível ao mal triunfar!"*
>
> Haile Selassie

Não podemos ser omissos com coisas erradas e injustiças. Precisamos mostrar o que temos de melhor para o mundo e inspirar outras pessoas a fazerem o mesmo.

Acredito que temos muito mais motivos para agradecer e para Abrir Aquele Sorriso, muito mais do que imaginamos. Então, sugiro que a gente pare de reclamar e observe mais o caminho da nossa história. Ressignifique os seus medos e traumas, e use-os como um grande impulsionador do que você quer ver diferente. Eu transformei uma dor que tive, de injustiça por ter perdido o meu pai, em energia para ajudar as pessoas a enxergarem o quanto sermos justos é importante para que evoluamos como nação, como raça humana. Quanto à Odontologia, há sim vários desafios e muita coisa errada por aí, mas não podemos desanimar e devemos sempre procurar ter atitudes coerentes e preservar a nossa ética.

> *"Quando o homem aprender a respeitar até o menor ser da criação, seja animal ou vegetal, ninguém precisará ensiná-lo a amar seu semelhante."*
>
> Albert Shweitzer

E para finalizar, uma frase que gosto muito e que é de uma das pessoas mais iluminadas que pisaram aqui na Terra. Mesmo vendo tanta injustiça no mundo, doou o melhor de si pelos outros, deixando o mundo mais leve.

> *"Aos outros dou o direito de ser como são, a mim dou o dever de ser cada dia melhor."*
>
> Chico Xavier

Eu quero me tornar um exemplo a ser seguido, principalmente nas coisas simples, pois são as que mais impactam no nosso cotidiano e na vida das pessoas. O poder está em darmos bons exemplos às pessoas próximas a nós. E quero ser aquela pessoa que vai ser lembrada por se esforçar para que a Justiça sempre seja feita.

Sim: esse é o meu sonho. E qual é o seu? Temos uma vida inteira para realizar. O primeiro passo? Acreditar e agir, e no fim tudo dá certo!

"Você pode ser o que quiser na vida, desde que estude, se esforce, trabalhe, persista e sempre faça mais do que esperam de você."

10

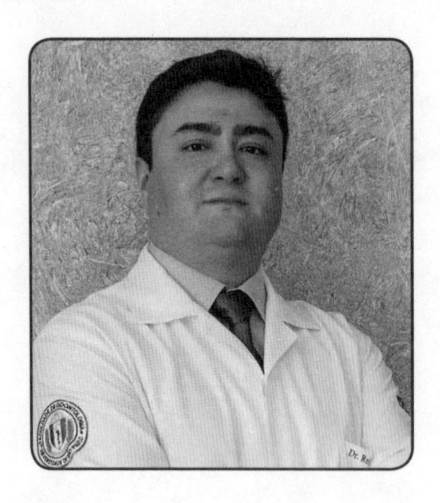

REINALDO YOSHINO

Cirurgião Dentista formado pela UniFOA, Volta Redonda (RJ). Estagiou na Odontoclínica Central da Marinha/RJ e na Prefeitura de Barra do Piraí (Departamento de Odontologia da Secretaria Municipal de Saúde e Bem-Estar Social), participa de ações de promoção de saúde bucal e prevenção de problemas bucais desde a graduação. Inscrito no CROSP sob o número 73.184, é especialista em Prótese Dentária pela APCD/EAP – Distrital São Caetano. Ministra palestras em escolas, faculdades, empresas e hospitais, cursos de gestantes e de formação de Cuidadores de Idosos. É membro efetivo da Câmara Técnica de Prótese Dentária do Conselho Regional de Odontologia de São Paulo desde 2011 e desde 2015 é presidente. Coordena o Grupo de Trabalho de Mídias Digitais do CROSP.

Empreendentista

A minha memória mais remota de empreendedorismo na família são lembranças dos meus avós maternos, pois passava o dia com eles, já que meus pais trabalhavam o dia todo. Meu avô cultivava uma horta no terreno ao lado de sua casa, produzindo hortaliças que eram consumidas pela família, era proprietário de algumas casas de aluguel e aos fins de semana o genro e o neto iam com ele receber os aluguéis dos inquilinos; também produzia sorvetes com sucos solúveis, conhecidos como geladinhos, *chup chup*, sacolés ou gelinhos. Meu avô também produzia vasos e jardineiras de cimento para venda, ele mesmo desenvolveu a fôrma com madeira, cordas de varal e pneus, para fabricar vasos retangulares e circulares que a vizinhança comprava. Todo dinheiro que entrava era anotado em uma caderneta, escrito em japonês, e era utilizado para ajudar na compra dos mantimentos.

Minha avó materna era multitarefa, ajudava o marido em

seus empreendimentos e cuidava da casa. Excelente cozinheira, quando meu avô teve bar era ela quem cozinhava para os clientes do bar-restaurante. Quando o genro teve bar era ela quem fazia alguns quitutes. Essa senhora cheia de energia ainda costurava para fora para aumentar a renda, cuidava dos netos, cuidava da casa, entre outras mil e uma coisas. Com ela aprendi a atender a clientela e levei pra minha vida profissional como dentista a prova antes da finalização do produto, já que minha avó fazia os moldes das roupas, riscava e cortava os tecidos e costurava, mas, antes de finalizar, chamava as clientes para uma prova e aprovação antes de finalizar. Passei minha infância e adolescência imerso nesse mundo empreendedor.

Meu pai sempre foi exemplo de trabalho duro e dedicação, um dentre dez filhos, aos 14 anos perdeu o pai e se tornou arrimo de família. Trabalhava com manutenção de máquinas de meias e empreendeu comprando um bar no bairro próximo de onde morávamos. Não raro dormia de uma a duas horas por noite, pois trabalhava como técnico têxtil e quando saía ia direto para o balcão/chapa do bar. Tem todos os comportamentos de um empreendedor de sucesso e hábitos de vencedor. Perseverante, resiliente, um lutador.

Minha mãe, única mulher de quatro irmãos, sofreu preconceito quando decidiu fazer faculdade, pois lugar de mulher era na cozinha. Contra tudo e todos, passou no vestibular e fez duas faculdades, uma de Farmácia e outra de Bioquímica, na USP, no período noturno, pois durante o dia trabalhava na Santa Casa de Misericórdia de São Paulo. Também uma mulher muito trabalhadora, dedicada e que ainda administrava a casa, os filhos e cuidava dos pais.

Ambos tinham como características controle financeiro, planejamento, cumprimento de metas e incentivavam o empreendedorismo na família, sempre estimulando os parentes e familiares a buscarem a independência financeira.

Minha primeira escola foi o Colégio Pam Ginástica. Fundada e administrada por uma família, ambiente familiar, minhas primas trabalhavam nesse local e meu avô era muito querido por todos na escola, afinal, era ele quem levava e buscava os netos e acabou por fazer amizade com os proprietários. Foi lá que aprendi minhas primeiras lições de convivência, bagagem que até hoje permeia minhas memórias.

Uma das memórias mais antigas acerca da Odontologia, além do fato de nunca ter tido cárie em dente de leite e por isso era parabenizado pelo meu dentista, eram as dores de dente de meus primos que, às vezes, sofriam a noite toda a ponto de baterem na parede e chorarem.

Muito sociável (até demais, como diria minha mãe), eu perdia o foco nos estudos com facilidade, frequentei o Colégio São João Gualberto, em Pirituba, da 1ª à 6ª série e fui transferido para o Colégio Rio Branco, em Higienópolis. Nova escola, novos amigos, adeus zona de conforto. Totalmente diferente do anterior, o novo colégio era um mundo a ser explorado, meu lugar preferido passou a ser a biblioteca, aonde tive acesso a um universo de informação através de livros, músicas, revistas, discos de vinil, fitas cassete, um salto cultural.

O tio mais novo do meu pai já empreendia, era proprietário de uma marcenaria que fabricava esquadrias em madeira, portas e janelas e empregava outro tio meu e mais dois primos na fábrica e no escritório outro primo. Durante as férias escolares eu, ainda adolescente, cheguei a acompanhar um primo que era *office boy* desse escritório, aprendi o ofício mas nunca o exerci.

Um outro tio, o irmão mais novo da minha mãe, também abriu um negócio próprio, onde vendia sementes, e eu então passei a fazer listas de preço para ele. Usando um *desktop* e uma impressora jato de tinta, aprendi a usar o Word, foi meu primeiro empreendimento.

Tinha também uma tia empreendedora, irmã mais velha de meu pai, que trabalhava em uma escola pública do bairro e tinha um salão em casa onde era cabeleireira, mais tarde abriu uma pequena lanchonete e, como boa mineira e excelente cozinheira, preparava quitutes saborosos que faziam muito sucesso.

O tempo passou e era chegada a hora da decisão: o que fazer no colegial. Prestei prova para um colégio técnico para o curso de Processamento de Dados, no entanto, optei por continuar com o colegial normal e prestar vestibular, apesar de ainda não saber qual profissão seguir.

Examinando o *Guia do Estudante*, e com algumas alternativas em mente, visitei profissionais, conheci faculdades e acabei optando por Odontologia, que uniria minha habilidade manual, destreza, a área da saúde, a vontade inerente de ajudar as pessoas, o convívio com pessoas, a facilidade com matérias da área de ciências biológicas, a capacidade intelectual, velocidade de raciocínio, capacidade de me colocar no lugar do próximo e a parte artística, que sempre foi muito forte em mim, principalmente na área de desenho.

Nessa hora minha mãe foi muito assertiva quando sugeriu que o eu fosse fazer um "estágio" com o então dentista da família para entender o dia a dia da profissão. Durante alguns meses acompanhei o atendimento clínico. Chegava da escola, almoçava e ia para o consultório para acompanhar os atendimentos do clínico geral. Decidi ser dentista quando, em um dia específico, uma senhora humilde, faxineira, passou por avaliação e explicou a história sofrida de mãe de cinco filhos, abandonada pelo marido. Passou fome para dar de comer aos filhos, mas nunca deixou que lhes faltasse estudo e mesmo com dificuldade conseguiu colocar até aparelho nos que precisavam. Hoje formados e seguindo a vida, a senhora afirmou que era chegada sua vez, mas não queria incomodar os filhos e precisava fazer um tratamento de reabilitação que seria pago por ela mesma. Neste dia eu decidi que essa era a profissão que eu queria seguir, que era minha missão, realizar o sonho daqueles que querem voltar a sorrir.

Ao prestar vestibular, tinha definido que precisaria morar fora de São Paulo para poder me provar, provar que podia sobreviver e que precisava me afastar dos cuidados da família para poder me experimentar, colocar-me à prova e assim crescer e me desenvolver, amadurecer, abrir mão da zona de conforto para colher frutos no futuro. Resultado: fiz cursinho semi-intensivo junto com o terceiro colegial, estudava das 7:00 às 12:00 e ia direto para o cursinho, de onde saía às 19:00. Passei em Odontologia na cidade de Volta Redonda, cidade onde o irmão mais velho de minha mãe havia se formado em Medicina, e me mudei para lá a fim de fazer faculdade.

Era meu sonho de liberdade. Sem a presença dos meus pais, era o que precisava para qualquer um fazer o que queria, mas eu tinha um propósito, ser dentista, então o senso de responsabilidade fazia com que eu frequentasse as aulas, entregasse trabalhos, cumprisse minhas obrigações. Foi uma época que vivi intensamente porque era tudo novo.

Por fim, eram duas faculdades, a de Odontologia e a da vida. Lá tive convívio social intenso, conhecia muita gente, vieram aprendizados diversos, fiz amizades furtivas, amizades duradouras, amigos-irmãos, tive muito aprendizado com as pessoas, convivência com diversas culturas e pessoas de vários lugares.

Aprender com a vida não é uma tarefa fácil, erros, acertos, relações interpessoais, popularidade, vida social, estudos, tarefas, provas, notas, médias. Também tive decepções, aprendi que não importa quantas vezes você caia, precisa se levantar todas as vezes, aprendi a confiar e a desconfiar, descobri que nem sempre a ajuda vem do amigo e que nem sempre a traição ou injúria vem do inimigo.

Aprendi a me virar, vendi meias, ajudava um amigo de república a vender perfumes, outro a vender peças de vestuário, aprendi sobre controle de estoque, de entradas e saídas para fazer as compras do mês, até fiscal de prova do Detran eu fui para ganhar um dinheiro extra.

Dedicava-me à Odontologia com afinco, acordava de madrugada para estudar, às vezes abria mão de algumas festas para poder cumprir com compromissos, provas e trabalhos. Fiz estágio na Marinha, onde acordava 4:00 da manhã para pegar o ônibus para a cidade do Rio de Janeiro, ficava até as 15:00 e voltava para ter aula das 17:00 às 22:00. Fiz isso por dois anos e meio toda semana. Fazia estágio no posto de saúde e lá aprendi muito, tanto com os funcionários do posto quanto com os pacientes, muitas vezes pessoas muito humildes, dessa forma fui me aprimorando como profissional e como ser humano, por isso me tornei socorrista pela Cruz Vermelha.

No último ano da faculdade prestei prova para atualização em Endodontia da Marinha, tinha escolhido morar no Rio de Janeiro, era o ano 2000, ano de formatura. No início do ano perdi meu avô materno para o câncer. Além do impacto emocional, o fato de não ter conseguido fazer a prótese do avô me marcou profundamente e, junto com outros fatores, isso pesou muito na escolha da minha especialização no futuro. No fim do ano 2000 fraturei a vértebra do pescoço, correndo o risco de ficar tetraplégico, enfim, voltei para São Paulo para realizar uma cirurgia e começar uma "nova vida".

Passei por duas delicadas cirurgias no pescoço em um prazo de 15 dias, fiquei afastado da Odontologia por seis meses mas com uma enorme vontade de clinicar. Mas, de tão delicada a minha situação, ficava restrito ao andar superior da casa dos meus pais sem poder, sequer, descer escadas. Foi um período de muita reflexão, conversas internas, revolta, dúvidas, medos e muita leitura, muitos livros.

Quando recebi alta comecei a procurar emprego como dentista mas minhas qualidades como palestrante, minha facilidade em me comunicar e a vontade de levar informação às pessoas me conduziram a um emprego em que dava palestras sobre prevenção em escolas, empresas, hospitais, shoppings, supermercados, sobre os temas mais variados: estresse e qualidade de vida, primeiros socorros, tabagismo, câncer, doenças sexualmente transmissíveis.

Mas meu sonho era ser dentista, sentar no mocho, fazer dente, devolver sorrisos, tirar a dor. Então consegui emprego em Paulínia, para onde ia uma vez por semana, saía de ônibus ainda de madrugada para chegar às 7:00, trabalhava o dia todo e voltava no fim do dia satisfeito. Acreditava que precisava continuar estudando e foi quando iniciei o curso de Atualização em Endodontia na APCD Central (Associação Paulista de Cirurgiões Dentistas), e pela minha dedicação acabei sendo convidado para ser monitor desse mesmo curso no ano seguinte.

Consegui emprego em outro consultório particular como clínico geral e acabei assumindo a semana toda de atendimento, iniciava o atendimento às 7:00 e finalizava às 21:00, trabalhava já com a consciência de que se fizesse tudo o que os outros faziam eu teria o que os outros tinham. Mas eu queria mais do que os outros tinham, então trabalhava em horários alternativos e aos sábados, às vezes aos domingos e feriados. Percebi a dificuldade em gerir um negócio e comecei a buscar conhecimento na área administrativa, gestão, controle de estoque, processos, marketing etc. Ajudei a produzir materiais de propaganda para o consultório, idealizei e implantei parcerias para captação de pacientes. Tinha muitas ideias, a ponto de receber a sugestão de fazer uma faculdade de Publicidade ou Propaganda e Marketing, mas meu sonho era a Odontologia. Infelizmente a forma de remuneração não era suficiente e, quando percebi que às vezes recebia menos que a secretária, decidi abrir meu próprio consultório. Nessa época decidi empreender.

Então em 2003 vi uma oportunidade nos classificados da APCD em um consultório próximo à casa de meus pais, onde clinico até hoje. Fui até o local estudar o ponto, tirei o dia para ficar sentado vendo o movimento, e decidi que seria um bom ponto. Com a ajuda dos meus pais e minha avó materna comprei o ponto e reformei o consultório. Porém existia um problema, o dentista antigo quase não ficava no consultório e os pacientes muitas vezes davam com a cara na porta. Para recuperar o ponto, decidi atender todos os dias da semana para formar a clientela. Atendia de segunda a sábado das 7:00 às 22:00 e aos domingos das 8:00 às 18:00, inclusive feriados, carnaval, Natal e Ano Novo.

Aprendi a gerir um negócio próprio, no começo com muita disposição em vencer e muita dedicação. Muitas vezes eu abria mão de minha vida pessoal para isso, a ponto de ouvir de colegas que, trabalhando daquele jeito intenso, prostituía a profissão. Dei de ombros, continuei na mesma pegada, afinal de contas estava fazendo o que eu mais gostava: atender pacientes, Odontologia.

Em 2005 fraturei uma vértebra lombar, e tive de enfrentar mais uma cirurgia na coluna. Dessa vez, com muita força de vontade, em 15 dias estava recuperado e de volta à ativa, clinicando. Nessa época, analisando a demanda do mercado vi a possibilidade de atuar na prótese, firmei parceria com um laboratório do outro lado da rua para agilizar o processo de confecção das próteses e ganhar da concorrência no tempo. Decidi então fazer um curso de prótese escolhendo um aperfeiçoamento em Reabilitação Oral na APCD Pinheiros, na capital paulista. Por causa da minha dedicação e habilidade fui convidado para a Especialização em Prótese na APCD São Caetano do Sul, coordenado e ministrado por professores da USP. Durante o curso recebi o convite para ser monitor e depois professor assistente no curso de Reabilitação Oral da Fundecto, passei na prova de estágio e me tornei estagiário da PPR na graduação da USP, assumi a clínica de retorno e permaneci com a equipe até 2011. A Especialização em Prótese Dentária fez com que eu me reconciliasse com meu passado e com a incapacidade de não ter conseguido fazer as próteses do meu avô, e por isso passei a me dedicar com afinco à especialidade, atendendo cada caso como se estivesse fazendo a prótese do meu próprio avô.

Dividia meu tempo entre Odontologia clínica e os diversos cursos que frequentava como aluno ou como estagiário/monitor. Por eu ser responsável e cumprir horários, em pouco tempo fiquei bastante conhecido na região.

Sempre muito preocupado com as pessoas, participei em causas comunitárias e sociais, por exemplo, fui dentista e responsável técnico e um dos articuladores para legalizar o consultório do Núcleo Assistencial Anita Briza, que presta serviços odontológicos gratuitos a moradores de rua, pessoas em risco social e abaixo da linha da pobreza, ministro palestras de cuidados odontológicos em cursos de gestantes, cuidados com próteses em igrejas, participo de trabalhos voluntários na Aldeia Indígena do Jaraguá, além de formar parcerias com dentistas da região para atendimento voluntário dos indígenas. Também realizo campanhas de prevenção de câncer de boca utilizando a Unidade Móvel Odontológica da APCD em Escolas de Samba, Paróquias, Encontro de Fuscas, e eventos em Pirituba e região. Apoio grupos e ONGs como o Projeto Batucadinhas, participo de grupos de fomento e estímulo ao empreendedorismo social, participo ativamente na capacitação de empreendedores na periferia, na comunidade negra e indígena, fui um dos idealizadores da Brigada de Incêndio Guarani, em parceria com o Corpo de Bombeiros do Estado de São Paulo, além de campanhas com a Escola Superior de Soldados da Polícia Militar do Estado de São Paulo. Fui ainda apoiador e um dos idealizadores do Documentário Rio das Lavras, um rio guarani que concorreu a prêmios, apoio a Associação de Rádio Taisso Santa Mônica em parceria exclusiva com essa entidade; e tenho um projeto chamado +Saúde, com a Academia Mundo Fitness.

Sou atuante no bairro na luta por melhorias como bibliotecas e academias ao ar livre, sugestão de ciclovias, limpeza e manutenção de córregos, iluminação pública; participo das reuniões do Conseg e com políticos, tanto em seus escritórios quanto nos gabinetes na Câmara de Vereadores, participando de causas sociais e ambientais que culminaram na formação do grupo GRATOS, que apoia trabalhos e obras sociais; fui responsável pela Primeira Reunião de Empreendedorismo Social de Pirituba com participação de membros do Frente Favela Brasil e Reafro para inclusão social por meio do empreendedorismo e empoderamento da comunidade de periferia e marginalizados, e iniciei um trabalho para implementar a Pastoral do Empreendedorismo nas Paróquias em Pirituba.

Na Odontologia, trabalho pela sua valorização, participo como voluntário desde 2011 na Câmara Técnica de Prótese Dentária do CROSP e sou presidente dessa Câmara Técnica desde 2015. Sou membro associado da APCD desde 2001 e há três anos participo de reuniões na APCD Pirituba. Fui um dos articuladores para a criação da Câmara Técnica de Técnicos em Prótese Dentária do CROSP, participo ativamente da Comissão de Mídias Digitais do CROSP, sou, com muito orgulho, coordenador deste livro. Escrevi artigos para o Canal Odonto e jornal *Notícias & Negócios*, sou integrante do Grupo Empreendedores e Sucesso e criei o movimento Empreenda Pirituba. Eu gerencio ainda minha clínica, o Hospital da Prótese Dentária, onde atendendo pacientes, que são minha maior paixão.

Em 2006 conheci minha esposa e a vida foi aos poucos sendo concentrada nessa relação. Decidi formar família e em 2012 resolvi empreender na vida pessoal: casamento.

Trabalho por um mundo melhor, gosto de ajudar as pessoas. Hoje meu principal objetivo é criar meu filho da melhor forma possível e dar exemplo. Busco uma vida equilibrada e tenho muitos desafios diariamente. E a vida me ensinou mais uma lição, porque em 2017 sofri um acidente na escada do consultório e rompi o tendão do joelho direito, passei por mais uma cirurgia e aprendi então que, assim como eu e minhas cirurgias, muitos colegas precisam se afastar para cuidar da própria saúde, então passei a estudar meios de ajudar esses colegas a se prepararem.

Força de vontade, garra, superar limites, não esmorecer, tudo isso faz parte da vida do empreendedor, e o cirurgião-dentista é um empreendedor. Apesar de não receber formação administrativa na faculdade, sai para o mercado e sobrevive, luta dia após dia no seu negócio. Busca capacitação, especializa-se, oferece seu melhor para o paciente e ainda gerencia o negócio. Odontologia é uma profissão de dedicação ao próximo e é para os poucos que assumem a responsabilidade do cuidar, do dedicar-se às pessoas, e nem sempre o profissional tem tempo para cuidar de si e da sua carreira ou da sua aposentadoria.

Por isso estou me capacitando na Gestão de consultórios e clínicas odontológicas para dividir minhas experiências com outros colegas cirurgiões-dentistas, passei por processo de Coaching e Mentoria no Instituto Lidere Coaching, participei de diversos cursos e capacitações com profissionais renomados e conhecidos na Odontologia como Rosana Couzta, Fernando Versignassi, João Queijo, Weder Carneiro, Maria Luiza Santos, Carla Alvarenga, Pablo Vieira, fiz cursos no Sebrae, como o Empretec, entre muitos outros, a ponto de começar a ser visto como referência pelos colegas e a ser procurado pelos profissionais para dividir o que aprendi, e acabei assumindo o título de empreendentista.

Eu assumi a missão de semeador de sonhos, não só na Odontologia, e dedico-me ao empreendedorismo, porque sei que isso vai ajudar minha região e o país a crescer. Por essa razão tenho me dedicado a estudar e me aperfeiçoar cada dia mais para capacitar mais e mais pessoas para empreenderem de forma consciente e, desse modo, sustentarem suas famílias e viverem uma vida plena e satisfatória.

11

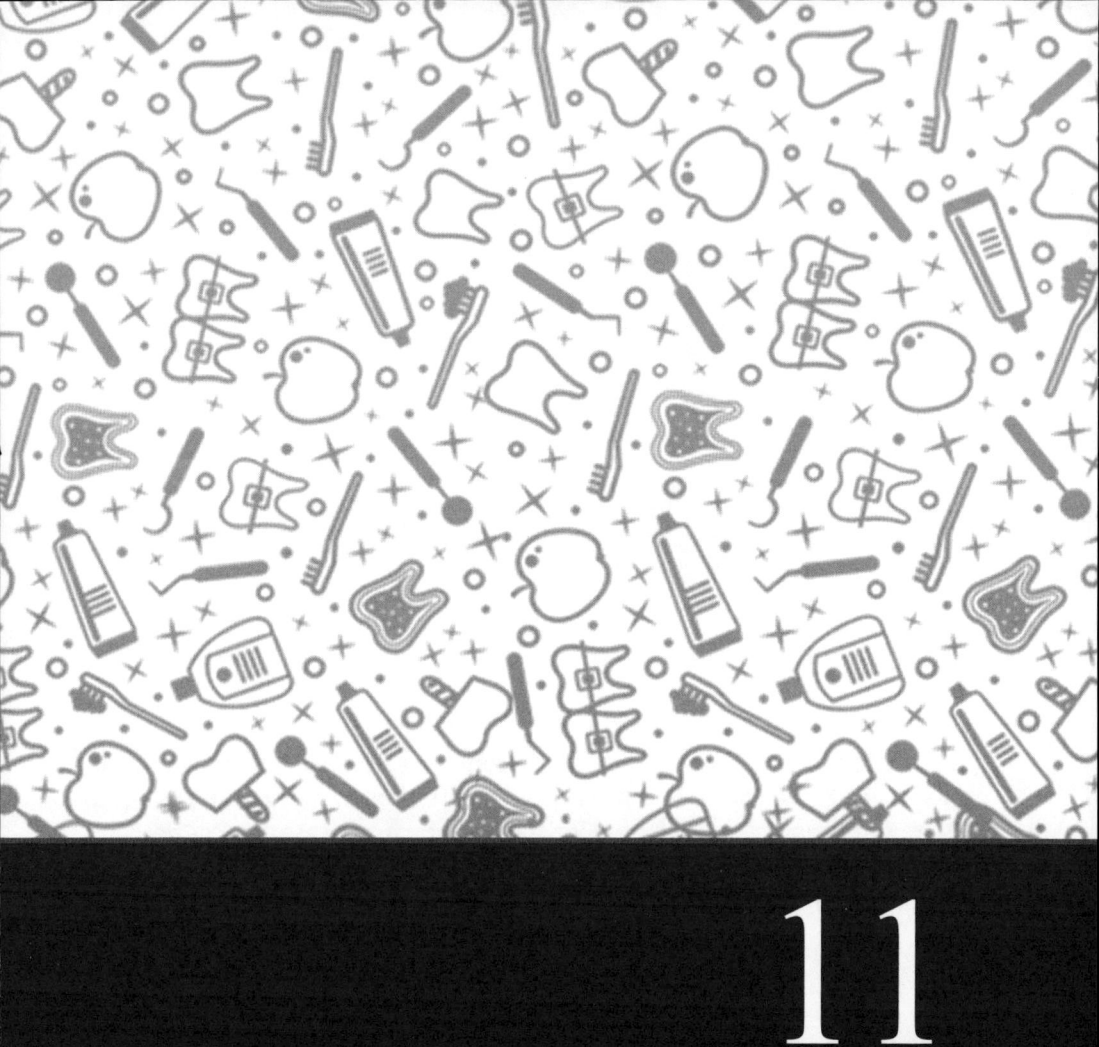

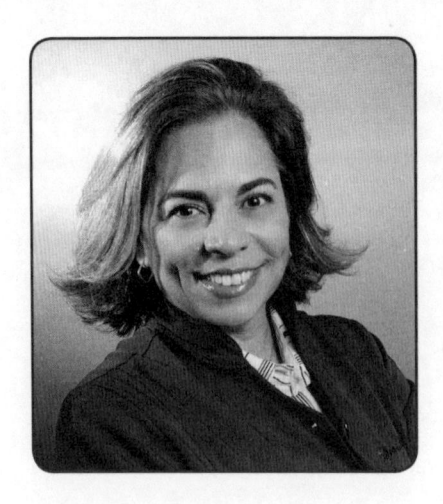

Rosana Couzta

Cirurgiã-dentista; empresária da saúde com foco em aperfeiçoamento contínuo e gestão de carreiras; especialista em Ortodontia, mestre em Disfunção Temporomandibular; implantodontista; habilitada em Laserterapia de Baixa Intensidade; MBA em Gestão Estratégica de Saúde; Master Coach pela SBC (Sociedade Brasileira de Coaching).

Atua clinicamente desde 1998 e realiza palestras desde 2007 na área de Gestão em Saúde.

Contato:

Celular: (11) 98400-4123

E-mail: rcouzta@gmail.com

Estudando, sorrindo e empreendendo na Odontologia

Nasci em 17 de dezembro de 1971 em São Paulo, capital. Sou filha de uma portuguesa, Fernanda, que foi uma grande mulher e teve ao longo da sua vida muitas profissões, e um brasileiro, Aldo. Ele era encanador e me ajudou muito em vários momentos da minha vida, inclusive quando montei meu primeiro consultório.

Minha infância foi muito simples, lembro-me das dificuldades que meus pais tinham, na década de 70. Nenhum deles possuía formação universitária, eram autônomos, e se viravam como podiam para fazer a vida dar certo. Recordo-me de brincar de massinha, de fazer botons de recortes de gibi em tampinhas de garrafa e papéis de carta, para depois vender para colegas na escola. Enfim, já tinha alguns dotes manuais que depois foram sendo aprimorados até chegar à Odontologia.

Quando terminei o ginásio, em 1986, não tenho a lembrança,

por mais que me esforce, de como optei por cursar o colegial técnico de prótese dentária. Mas me lembro de avisar as pessoas que eu queria trabalhar, que poderia ser em escolinha infantil, em escritórios, consultórios, enfim, qualquer lugar e função. Em janeiro de 1987, arrumei meu primeiro emprego como recepcionista em uma clínica médica e odontológica. Os dentistas gostavam de mim, mas havia uma médica pediatra que parecia não simpatizar comigo. Hoje penso que talvez eu também não gostasse de mim como eu era, não ficava na recepção, estava sempre na porta dos consultórios odontológicos olhando os dentistas trabalharem, quando tocava o telefone ou o interfone eu despencava escada abaixo para atender, além do que, quando saía qualquer paciente da sala da médica o mesmo acontecia e eu com aquela cara de louca de quem acabou de correr meia maratona com obstáculos. Depois de uns seis meses, já estava mais ambientada com a rotina do consultório, meus patrões, os dentistas e a médica já haviam cansado de me chamar a atenção, e foi quando uma das assistentes de dentro da sala odontológica teve que sair pois estava em uma gestação de risco, e então eu entrei para a sala clínica como assistente odontológica. Nem acreditava que ia usar branco e aprender os nomes dos instrumentais. Naquela época não eram usuais os cursos de ASB e THD como são atualmente e eu tive que aprender na prática mesmo.

A dentista que eu auxiliava era odontopediatra e ortodontista, e está aí a minha primeira referência da Ortodontia. Ela me ensinou muito mais do que Odontologia, me ensinou como amar o que se faz de todo coração, de se doar antes de receber qualquer coisa nessa profissão. Tenho imensa gratidão a Celia Regina Peixoto Russo de Menezes, Fernando Luís Peixoto Russo e toda a família linda que os cerca. Muito obrigada de todo o meu coração.

Terminei o ensino médio técnico, me especializei em prótese ortodôntica e ortopédica, montei um pequeno laboratório nos fundos da minha casa, fazia aparelhos para alguns doutores amigos da dra. Célia. Nesse período meus empregadores me chamaram para conversar, para que eu fizesse Odontologia, porque já tinha muita habilidade.

Foram seis anos incríveis, mas eu precisava tomar uma decisão, afinal já estava com 20 anos e se quisesse realmente fazer faculdade não poderia esperar muito mais. Com muita dor no coração me despedi dos meus já então amigos doutores, agradecendo por tudo que tinham feito por mim e por terem me criado tão bem, afinal, foram seis anos juntos em uma fase da adolescência em que por muitas vezes eles me puxaram a orelha. Mas valeu demais, entrei uma recepcionista com medo quando o telefone tocava e sai de lá com o cargo que hoje chamamos de gerente, fazia tudo e sabia de tudo, foram seis anos incríveis!

Fui tentar o vestibular de Odontologia.

Fiz meio ano de cursinho e entrei na faculdade em 1992, na Universidade de Mogi das Cruzes, eu ia e voltava todos os dias de ônibus fretado. Nossa, hoje só de pensar nisso me dá preguiça, mas naquela época era tranquilo. Até tentei morar lá, mas durou só uma semana, pois, afinal, me esqueci de mencionar, sou filha única, então a saudade de casa era imensa. Foram cinco anos em que meu avô ajudou a pagar minha faculdade, minha mãe perdeu uma empresa porque confiou numa sócia que roubava o dinheiro de ICMS, e teve que recomeçar do zero vendendo marmitas em uma cozinha em casa e eu vendia tudo que aparecia: de bombom, bijuterias folheadas a saquinhos de tecido, que eu mesma confeccionava, para armazenar os estojos de inox da clínica. Nunca pensei em desistir, entendi que aquilo era realmente o que eu queria. Tive muita facilidade na faculdade, todas aquelas bagagens do curso de prótese me favoreceram imensamente, além é claro de toda a excelente escola que tive ao longo dos seis anos no consultório. Toda a disposição da mesa clínica, a forma humanizada de atender as pessoas, tudo isso veio comigo desse período e me ajudou muito na faculdade.

Em 1997 me formei, era a primeira neta do meu avô, um português muito bravo, mas que ficou tão feliz na noite da entrega do diploma que nunca me lembro de tê-lo visto tão sorridente. Naquela época já namorava o pai da minha filha. Ele me ajudou a montar meu primeiro consultório, me deu uma cadeira usada, eu comprei um raio-x de uma amiga dele que também era usado e aluguei uma sala, numa clínica médica na Lapa. Meu pai, encanador, me ajudou a fazer a reforma. Éramos eu e ele fazendo as coisas.

Abri o consultório. E aí? Cadê os pacientes?

Achei que por estar numa clínica médica teria movimento dos pacientes do médico, que era um cardiologista. Nada, ele só vinha duas vezes por semana à noite. Fazia a divulgação sobre o meu trabalho na rua onde tinha o consultório, mas foi muito pouco produtivo. Minha mãe continuava me ajudando financeiramente. Um dia apareceu uma paciente que tinha acabado de voltar do Japão, tinha tudo e mais alguma coisa para fazer, foi o começo da minha salvação. Atendi direito, dentro do meu *know-how* de recém-formada, mas ela gostou e me indicou para a família toda. Foi bacana, mas o tratamento deles acabou, só depois de seis meses iriam retornar. Nessa época eu já estava no curso de aperfeiçoamento de Ortodontia na APCD central e também atendia numa clínica de Ortodontia no Ipiranga, onde eu basicamente trocava borrachinhas, já que a dentista mais velha lá não me deixava dobrar os arcos.

Início desafiador, sem planejamento, sem nenhuma orientação de como gerir meu negócio, sem saber qual público eu queria impactar, de como administrar meu dinheiro, coisas que tinha que fazer e que a faculdade não me ensinou. Mais uma vez corri para minha mãe, que nessa altura da vida já tinha outra empresa de muito sucesso e com a gestão financeira na ponta do lápis diariamente. Ela me ensinou muitas coisas, e entre as mais básicas, que cheque não é dinheiro enquanto não compensa no banco; que você não pode gastar mais do que ganha; que o dinheiro que entra não é seu e sim do seu negócio; que você é um funcionário seu. Alguns princípios eram básicos e fáceis de serem incorporados, outros nem tanto. Daí então comecei a estudar um pouco de administração e marketing de maneira autodidata.

Em 1998, me casei e engravidei da minha menina, ela nasceu em fevereiro de 1999 e 15 dias depois eu já estava no consultório e de volta ao curso de especialização de Ortodontia. Minha secretária me ajudava olhando minha filha enquanto eu atendia, os pacientes ajudavam, minha mãe ajudava, enfim, ela cresceu dentro do consultório até ir para a escolinha. Não parei minha vida, não tinha me planejado para aquilo, mas também não queria ficar fora dali, estava crescendo, desempenhando um bom trabalho e tendo indicações. Começava a entender mais de marketing e queria ressignificar a Odontologia na vida das pessoas, queria tirar a ideia errada que elas tinham do dentista, erradicar seus medos ou ao menos diminuí-los. Nessa fase entendi que meu propósito era ser a melhor dentista que eu pudesse ser dentro das minhas limitações. Gostava de me tornar amiga dos meus pacientes, perceber que eles iam perdendo o medo e confiando em mim.

Mudei de consultório, cresci. Agora eu tinha um sobrado só meu. Novamente outra reforma, outra adaptação e novas pessoas passando a trabalhar comigo.

Fiz muitas coisas ao longo da profissão, montei consultórios, coloquei dentistas para trabalhar, atendi convênios, dei aulas em escolinhas para gerar visualização, dei palestras em associações de bairro, fiz anúncios em revistas sem nunca ter um único retorno, até o dia em que resolvi estudar de verdade gestão e em 2005 comecei um MBA para saúde. Foi muito esclarecedor e me fez mudar a forma de realizar algumas coisas no meu negócio. Nesse mesmo ano fui pela primeira vez para fora do país para estudar e percebi que podia mais. Comecei então a planejar o resto da minha vida, e vi que precisava de um plano de aposentadoria e que precisava pensar logo. Não falo só pela questão do dinheiro, afinal, se vamos viver muito mais, temos que pensar em fazer coisas úteis por mais tempo, e por ser a Odontologia uma profissão linda, mas que judia muito do nosso corpo, eu sabia que um dia minhas hérnias, minha visão prejudicada e minha audição diminuída me restringiriam de estar sobre o mocho atendendo.

Resolvi então me preparar para um mestrado. E assim foi: em 2009 entrei num mestrado em disfunção temporomandibular, e vou contar que foi o melhor lugar em que estive em termos de aprendizado profissional, aprendi a ser crítica, a fazer uma leitura entendendo os critérios e as possibilidades de reprodução do trabalho. Recomendo a quem puder que faça um estudo de como ler um artigo, vai transformar sua vida. Outra coisa muito boa aconteceu nesse período, conheci pessoas incríveis, amigos que trago e com quem convivo tanto na profissão como na vida pessoal. Terminei o mestrado sabendo que tinha uma carta na manga para, no momento que precisasse, poder dar aulas, mas não sabia mais se aquele assunto era o que eu queria falar, embora adorasse e ainda adoro DTM.

Em 2012, quando minha mãe se foi, me senti fragilizada, era como se o chão me faltasse. Separada, com minha filha única, meu pai pouco presente, um negócio que andava muito bem, mas que dependia totalmente de mim, ou seja, se eu ficasse doente não ganhava dinheiro. Achava que eu precisava realizar procedimentos mais caros para ganhar mais, então fui fazer Implantodontia. Ok, ganhei muito dinheiro, mas não ganhei autonomia, quanto mais eu fazia mais estava envolvida no negócio e me sentindo pressionada pela profissão, pela terrível venda de resultados que vemos atualmente. Fiz minha formação para gerar bocas saudáveis, promover saúde, devolver função e estética, claro, mas não só estética. Estava vivendo um terrível drama interno referente à profissão. Na verdade, demorei um pouco para entender que não podia mais fazer aquilo sozinha, que tinha limitações e que elas estavam na minha formação de generalista e especialista apenas em algumas áreas, mas minha pergunta era: quantas especialidades mais teria que desenvolver para que pudesse atender a contento meus pacientes? Para que eles fiquem felizes com o que estava entregando e para que eu pudesse dormir com a cabeça no travesseiro tranquila?

Novamente comecei a selecionar dentistas para trabalharem comigo e percebi que o problema deles era como o meu, um *deficit* na formação empreendedora. Fomos ensinados a ser dentistas e não empreendedores, e eu os queria empreendedores, mas os profissionais que se dispunham a trabalhar por porcentagem, na sua maioria, não tinham esse perfil, pois os que tinham trabalhavam para si próprios. No entanto, continuei à procura.

Em 2013 me casei novamente. Aprendi a dividir e principalmente a ouvir outra pessoa que não fosse minha mãe na hora das tomadas de decisões. Aprendi que preciso ter tempo para nutrir relacionamentos, que nossa vida se dá fora do consultório, que os sonhos têm que ser compartilhados e não apenas o outro aceitar o seu sonho de ser grande. Foi como se saísse da era do Eu e entrasse na era do Nós!

Em 2015/16, me dediquei a ajudar colegas a terem melhores resultados em seus negócios, reativei um curso que dava com minha mãe em 2007 de formação de secretárias na área da saúde, pois essas pessoas que estão à frente das nossas recepções são fundamentais para o sucesso do nosso negócio. Fui me especializando mais nessa área, fiz cursos de formação para *coach*, vendas, neurociência do consumo, mercado de luxo, entre outros, e junto com isso Deus foi colocando anjos em forma de dentistas na minha vida. Em 2017, com a vida do consultório mais organizada, eu e mais três colegas atendendo junto comigo, passei a me dedicar a abrir a consultoria RCOUZTA, que se tornou uma segunda profissão. Passei a dar aulas e entendi que queria ensinar sobre aquilo, que meus colegas têm um grande buraco na gestão de seus consultórios e clínicas, ainda.

No final de 2017, percebi que o espaço que possuíamos estava pequeno, que tínhamos crescido e precisávamos mostrar isso aos nossos clientes, dar mais espaço aos nossos colegas para trabalharem. Sonhei, planejei, compartilhei o projeto com meus colaboradores, e montei uma clínica nova, totalmente do zero, com todo equipamento novo, num prédio novo, mas a duas quadras do nosso antigo endereço. Planejei o que faria com o consultório antigo, ao qual tenho imensa gratidão também, pois foi o local onde mais trabalhei e mais ganhei dinheiro na minha vida, além de ter feito inúmeros amigos, amizades que permanecem até hoje.

Meus colegas, que nessa altura já eram seis, me apoiaram e estiveram comigo inclusive para os momentos de encaixotar, transportar e até mesmo limpar a nova clínica. Lá, incluímos uma sala médica, uma de descanso para os pacientes e a da consultoria, que hoje é um centro de educação continuada para colegas da área de saúde. Descobri com toda essa jornada na Odontologia, desde os 15 anos de idade, que sempre devemos aprender, que sempre devemos estar abertos ao novo, pois amanhã tudo será melhor que hoje, que nem sempre nossas convicções são verdades absolutas. Descobri que tenho limites e que, por mais que eu queira rompê-los, a minha curva de aprendizagem seria muito grande e eu passaria muito tempo no banco da escola e pouco tempo com o paciente, e que para suprir esse meu "gap" eu tenho outros dentistas, maravilhosos, que sabem muito mais que eu e complementam o meu trabalho de forma que quem ganha é o paciente. Descobri que muitas vezes tive medo, de errar, de não conseguir, de cansar no meio do caminho, mas por fim tudo que o medo me ensinou foi me preparar mais e cada vez melhor.

Então é isso, somos sete dentistas na clínica, duas secretárias, uma coordenadora de cursos e um estagiário, temos algumas especialidades médicas que sublocam a sala médica, estamos no processo de nos tornarmos um centro de referência de coleta de células-tronco e temos um centro de educação continuada para colegas dentistas.

Ah, quanto a mim, daqui a cinco anos vou me aposentar da clínica, quero apenas ficar no seu gerenciamento, dando minhas aulas de gestão, fazendo minhas mentorias e mantendo o relacionamento com nossos clientes.

Esse é o plano, mas planos mudam... são escritos a lápis!

Bom, para concluir, se eu puder dar três conselhos para os que estão na vida odontológica, ou pensando em entrar nela, eu diria:

— Faça tudo pelo seu paciente como se ele fosse seu ente mais querido, você nunca sabe quando vai precisar dele ou o que ele falará de você; lembre-se, o mundo é redondo e pequeno.

— Planeje tudo o que vai fazer. Desde uma pequena profilaxia a montar um negócio, casar ou pensar na aposentadoria. Coloque no papel e veja a viabilidade de fazer ou não. Lembre-se que não fazer também é uma decisão.

— E, por último, tenha gratidão por tudo que fez e que ficou para trás, olhe com carinho para o passado e com muita garra para o futuro, não importa a idade, nem sua condição, faça o que tem de ser feito com garra!

Desejo muita sorte e muita paixão a todos!

Um grande abraço.

12

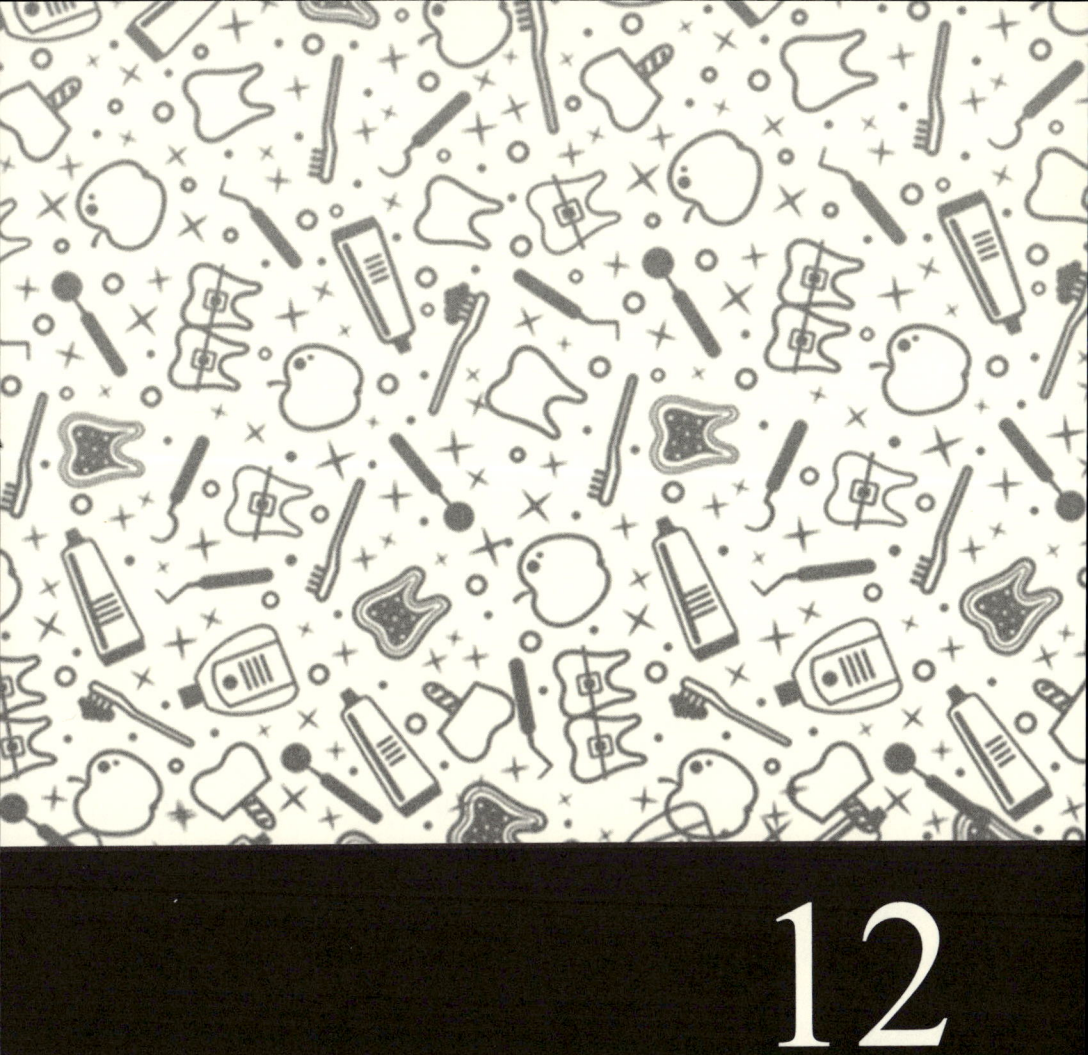

Aprendizado contínuo como método de crescimento na Odontologia

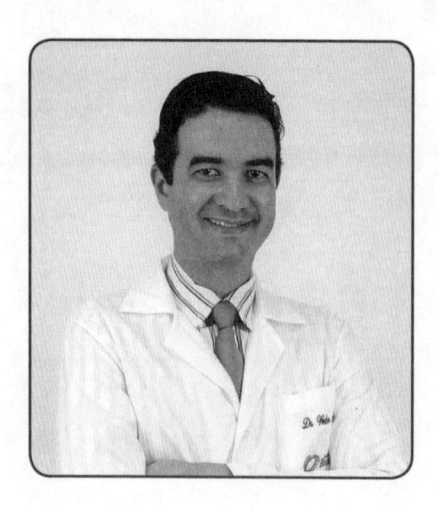

Weder Carneiro

Graduado em Odontologia pela Unesp de Araçatuba, pós-graduado em Ortodontia pela APCD, pós-graduado em Implantodontia pela SLMandic, pós-graduado em Marketing pela FGV, pós-graduado em Estratégias Disruptivas pela Harvard Business School.

Atua desde 2006 no gerenciamento de clínicas odontológicas. Leciona Gestão e Marketing Odontológico desde 2008, criou uma das maiores escolas de Gestão e Marketing Odontológico do mundo, atendendo em mais de 15 países, com sedes no Brasil e Estados Unidos. Desenvolveu tecnologias gerenciais em *softwares* odontológicos, sendo também proprietário de patentes em *softwares* odontológicos utilizados no Brasil, América Latina e Estados Unidos.

Contato:

E-mail: me@weder.us

Site: www.odontobranding.com.br

Aprendizado contínuo como método de crescimento na Odontologia

O que diferencia os dentistas que ganham bem, têm qualidade de vida e se sentem realizados na profissão daqueles que trabalham incansavelmente sem, entretanto, colher os mesmos benefícios do primeiro grupo? Nessas próximas palavras, eu vou trazer a minha visão e experiência para ajudar aqueles que procuram essa resposta.

Meu nome é Weder Carneiro Lopes, sou casado com a Liliane há 16 anos e pai da Heloísa (14), do Henrique (9) e da Helena (7). Sou filho da Olinda, uma mulher maravilhosa que criou a mim e aos meus dois irmãos trabalhando duro em uma máquina de costura. Meu pai nunca foi presente em minha vida, mas talvez sua ausência tenha sido tão decisiva em minha vontade de vencer quanto poderiam ser suas possíveis palavras de incentivo.

Minha infância e adolescência foram muito simples, crescemos com o básico em uma época em que a inflação ainda consumia o pouco dinheiro que minha mãe fazia na máquina de costura. Aos oito anos de idade eu era o responsável por acordar bem cedo e ir a cinco mercados fazer pesquisa de preços da lista de compras da família. Mais tarde, minha mãe ia aos locais de menor preço. Essa foi a primeira grande lição financeira que aprendi: quem cuida do próprio dinheiro o faz render mais do que a média.

Ainda muito jovem trabalhei como ajudante de açougue, *office boy*, vendi picolé e dava um trato nos sapatos dos vizinhos da rua onde morava. Aos 14 anos comecei a trabalhar em uma lanchonete. Minha função era fazer cachorros-quentes e servi-los ao público. O dono da lanchonete havia desenvolvido o melhor cachorro-quente da cidade. Pão fresco, produtos de qualidade, cuidado na montagem e sorriso no rosto. Ali aprendi que método funciona. Reproduzir um passo a passo validado, sem modificá-lo, era o suficiente para que eu, como jovem aprendiz, conseguisse fazer um cachorro-quente com qualidade.

Entretanto, um dia a lanchonete quebrou e eu perdi meu emprego. Meu patrão tinha construído toda a sua reputação e ganho um bom dinheiro com um carrinho de *hot dog* de rua. O hábito da cidade era passar na barraquinha durante a noite, antes e depois das baladas. Por ter o melhor produto ele abriu uma unidade num shopping da cidade. Lugar de "mais prestígio".

Mas por que a melhor lanchonete de cachorros-quentes da cidade, com clientela fiel e apaixonada, quebraria? Eu me lembro que o cachorro-quente era vendido a R$ 1,00 no carrinho de rua. Ao se mudar para o shopping, os custos com aluguel, impostos e tudo mais precisaram ser repassados ao preço do cachorro-quente. Entretanto as pessoas não achavam justo que o *hot dog* custasse R$ 1,00 na rua e R$ 1,50 no shopping. Aprendi ali que ter um bom produto (mesmo o melhor produto) não é suficiente para ter sucesso. Isso também me ajudou a ser quem sou hoje, mas vou falar disso mais à frente.

Eu estava com 16 anos e desempregado. Naquela época eu percebi algo que mudou radicalmente meu futuro: trabalhar por trabalhar não ia me trazer um futuro financeiramente seguro. Eu sei que parece óbvio, mesmo assim vejo que de tão simples muitos ainda ignoram essa verdade universal: trabalhar por trabalhar não garante lucro.

O questionamento seguinte foi: como posso aumentar meus lucros com o meu trabalho?

A resposta que encontrei estava na qualificação. No meu caso, aos 16 anos, estava falando de estudar. Estudei durante dois anos cerca de 12 a 14 horas por dia, de domingo a domingo. Eu sabia que minha família não podia arcar com meus custos e, além de ir para uma faculdade, eu teria que me sustentar.

Foi assim que encontrei a Unesp de Araçatuba, que naquele ano de 1999 havia inaugurado o curso noturno de Odontologia. Para mim era perfeito: estudava à noite em uma faculdade excelente, num curso excelente e poderia trabalhar de dia.

Como era de se esperar, a faculdade foi um período incrível na minha vida. Baladas, amigos, a liberdade de estar morando fora e, para fechar o ciclo, sem grana. Fiz muitos trabalhos avulsos na faculdade. Fui bolsista da Unesp, dava aulas em cursinhos da cidade e também trabalhava digitando teses de mestrado e doutorado para pós-graduandos da Unesp. Adorava digitar as teses porque o espaçamento era duplo, assim, na prática, eu lucrava o dobro.

Digitei umas 20 teses. Muitos dos meus instrumentais e bebidas vieram delas.

Ainda na faculdade conheci a Liliane e começamos a namorar. Casamo-nos poucos dias depois da minha formatura e, como fazíamos muitos planos juntos, fomos para Ouro Preto do Oeste, no estado de Rondônia.

Havia um tio da Liliane, também formado em Araçatuba em 1979, que apostou em seguir carreira nas fronteiras do Mato Grosso. Naquela época os lugares mais distantes eram próximos a Cuiabá. O tio de minha esposa foi muito bem-sucedido. Ficou rico e hoje ainda clinica por paixão. Ele tem fazendas na região e os bois trabalham por ele.

Em Rondônia fui muito bem recebido, fiz muitos amigos, mas trabalhei por apenas oito meses. Eu e minha esposa decidimos voltar porque o estilo de vida de lá não era aquele que eu gostaria de viver.

Eu ganhava bem lá. Lembro que facilmente tirava de dois a três salários mínimos por semana. Isso, por semana. Era uma ótima grana para um recém-formado.

Penso que lugares distantes têm as melhores oportunidades para ganhos acima da média, principalmente quando sua qualificação profissional ainda não está tão fluida, quando falta experiência clínica e também gerencial. Principalmente os estados do norte são mercados ainda menos concorridos, menos exigentes e com crescimento econômico proporcionalmente maior do que grandes cidades. Para dentistas reside aí uma grande oportunidade. Vejo que hoje profissionais com mestrado, doutorado e ótima qualificação já estão nessas regiões. É a evolução natural do mercado.

Entretanto a minha decisão de não ficar em Rondônia se deu porque, para mim e para minha esposa, ganhar bem não é suficiente para viver uma vida que não se alinha com aquela que sonhamos. Eu me refiro aqui a acesso a bens e serviços. Particularmente a falta de estrutura de saúde em Rondônia não me trouxe paz. Minha filha Heloísa era uma bebê recém-nascida e, diante de um caso em que minha vizinha quase perdeu seu filho por uma simples infecção, que demorou dias e dias para ser diagnosticada e somente foi contornada após uma cirurgia extensa, decidi que era hora de procurar outro lugar.

Obviamente minha autoestima estava no chão. Sem dinheiro, sem trabalho, com uma filha pequena e sem casa. Voltei para Araçatuba, interior de São Paulo, e fiquei dois meses morando com minha sogra (ela era bacana). Diante do trauma inicial de enfrentar o mercado e desistir, ganhou força a ideia de fazer concurso público. Estudei, estudei e, pouco tempo depois, passei no concurso da prefeitura municipal de Santos. Antes mesmo de ser convocado nos mudamos para Santos e eu, por fim, fui trabalhar em clínicas populares de Cubatão e de São Vicente.

Período confuso na minha mente: correria, atendimentos rápidos e com foco em "quebrar o galho" do paciente. Não tenho vergonha de dizer que vi muita coisa totalmente contrária ao que acreditava ser o correto.

Fiquei menos de um mês nesses lugares, pois era Natal e decidi passar com minha mãe.

Voltando para Anápolis reencontrei um dentista antigo no bairro, que conhecia desde a infância (cheguei a engraxar os sapatos dele quando criança). Ele me convidou para ficar uns dias no seu consultório, pois não estava dando "conta".

Topei, em poucos dias estava motivado, revigorado e certo de que eu queria ter meu consultório, queria crescer e fazer com que minha profissão fosse lucrativa e prazerosa.

Eu e minha esposa decidimos financiar um consultório e assim fizemos. Inauguramos no dia 6 de junho de 2006 e rapidamente implementei tudo que eu podia para crescer. Como o dinheiro era escasso e os pacientes praticamente não existiam, usava o tempo livre para produzir materiais de divulgação, cartas e folders informativos. Apostei no tripé divulgação, atendimento e rapidez nos tratamentos como atrativos para as pessoas.

De fato isso fez toda a diferença: tratamentos rápidos são

mais lucrativos. Digo rápido no sentido de fazer rápido, sem enrolar, sem remarcar, aproveitando os horários para fazer tudo que pudesse.

No primeiro mês de consultório eu faturei exatos R$ 1.236,00. Deu para pagar o salário da secretária, energia, água e comprar um ar condicionado usado para minha sala clínica. Depois disso, todos os meses meus ganhos aumentaram. Tenho tudo anotado até hoje e, nos primeiros três anos, aumentamos os ganhos todos os meses.

Nosso teto de ganhos foi determinado por espaço. Precisávamos de mais espaço. Assim, em 2010, compramos uma casa onde 300 metros quadrados de área construída foram transformados em uma clínica com centro cirúrgico, cinco cadeiras, ampla sala de espera, sala de descanso e escritório.

Um pouco antes, porém, em 2008, comecei a especialização em Ortodontia em Araçatuba. Em contato com colegas lá percebi como a maioria tinha uma visão voltada a números de pacientes e não ao lucro. Era comum ouvir "quando eu tiver 100 pacientes de orto está bom". Com os mais chegados eu trocava conhecimentos e falava que não via sentido nisso. O foco não deve ser o número de clientes, mas o lucro que se aufere nos tratamentos.

A maioria não entendia meu ponto de vista. Entretanto dois colegas viram que eu tinha um programa mais estruturado para aumento dos ganhos e, obviamente, eu era bem mais jovem e "aparentemente" mais bem-sucedido. Eu sempre gostei de ajudar e muitas vezes fazíamos conversas via Skype, onde eu passava meus modelos de atendimento, formas de conversar, negociação e retenção de clientes.

Ainda antes mesmo de finalizar a especialização em Ortodontia um antigo professor que tive na graduação me convidou para fazer parte da turma de mestrado em Implantodontia dele. Fui, estava em um período muito ativo e sedento por mais conhecimento. Lá, no mestrado, conheci centenas de dentistas e, num belo dia, diante da falta de um professor convidado, pedi para assumir a aula e falar sobre "gestão do paciente na Implantodontia".

Eu não era professor. Não tinha material didático, nada. Mesmo assim peguei a caneta e desenhei no quadro branco todos os processos de atendimento, como organizava os pacientes, os custos do tratamento, como fazia para dar descontos, como fazia com protéticos, contratos e tudo mais que, na minha opinião, explicava por que eu obtinha muito mais lucro nos tratamentos do que meus colegas.

Obviamente eles ficaram entusiasmados por isso. Até meu orientador ficou (ele não me disse isso, mas ele não me deixaria ministrar uma segunda aula se não tivesse gostado). Um mês depois eu voltei ao mestrado com uma aula, dessa vez bem organizada, com *slides* e modelos dos materiais que eu utilizava. Minha esposa foi nessa aula "de surpresa" para me acompanhar. Eu achei isso muito importante.

Naquele dia eu vi o quanto o conhecimento que eu havia desenvolvido era importante para toda a classe odontológica e, como empreendedor forjado desde criança, vi também uma oportunidade de negócios.

Poucos meses depois eu fundei a Odonto Branding e, hoje, ela é uma empresa multinacional que ensina, produz conhecimentos e técnicas de Marketing voltados para a Odontologia. Como empresário, hoje estou à frente de algumas clínicas, mas também possuo outras empresas em outros setores. Porém, quando me perguntam sobre o que gosto realmente de fazer, a resposta é simples e direta: amo a Odontologia.

Hoje minhas empresas acompanham mais de 4.000 dentistas. Essa pujança me permite enxergar atitudes que dão certo e também aquelas que vão dar errado. É como na prática Odontológica: se um dentista decide, por conta própria, sem treinamento, começar a montar aparelhos nas pessoas, ele vai falhar. Ganhar dinheiro, crescer na profissão obtendo lucro segue a mesma lógica: é preciso saber lucrar com o trabalho, simples assim.

Posso trazer para a conversa a história da Imbra. Apesar de não ter tido problemas com "quantidade de clientes", a Imbra quebrou. Independentemente de outros fatores, como erros clínicos, o que realmente fechou as portas foi a incapacidade de gerar lucro com ela. Essa realidade também atinge franquias, atinge consultórios particulares e a razão para isso é que dentistas que delegam o conhecimento gerencial e financeiro de seus negócios vão quebrar, cedo ou tarde.

Entender suas contas, entender como o dinheiro entra e sai é tão importante para um consultório quanto respirar oxigênio, beber água e se alimentar para um corpo humano. A qualidade do oxigênio, da água e do alimento determinam de 80 a 90% da saúde. Entender suas contas tem o mesmo impacto para o consultório.

Ainda hoje vejo dentistas delegando gestão, delegando gerenciamento financeiro de seus negócios. O resultado é: pouco lucro, às vezes prejuízos.

Por outro lado, também não é produtivo reinventar a roda. Existem inúmeros estudiosos, pessoas sérias e comprometidas que podem orientar dentistas, tanto em início de carreira quanto os já muito experientes. Conhecimento é uma ferramenta que alavanca resultados.

Quando pensamos em algo que possa ajudar dentistas, o clichê é dizer: dê atenção ao cliente, faça o seu melhor, arranque o "uau"... Entretanto, mesmo que isso não esteja errado, eu tenho um conselho pessoal: foque nos seus resultados.

Se o que você quer como resultado é lucro, agora sim pense como obter lucro. Você começará a encontrar respostas que servem para a sua realidade, aquilo que precisa ser feito no contexto em que você se encontra. Digo isso porque para muitos profissionais uma boa propaganda pode ajudar, já para outros ter mais clientes pode fazê-los quebrar de vez (vide a Imbra). Também não recomendo seguir "gurus" ou atribuir a alguém a condição de "guru" da sua vida profissional.

Pensando nisso eu mesmo, em 2018, publiquei gratuitamente um *e-book* chamado *A Nova Odontologia*. É um material de rápida leitura, e que vem quebrar esse estigma do conhecimento: *A Nova Odontologia* ensina como qualquer dentista pode se tornar plenamente capaz de encontrar seus pontos de melhoria e aumentar seus lucros. Recomendo que você vá até o site www.odontobranding.com.br e baixe o seu gratuitamente.

Por fim, quero deixar minhas palavras de estímulo aos leitores. Saiba que você é plenamente capaz de alcançar seus objetivos, basta acreditar e trabalhar com foco em resultados. Ouse. Atreva-se e, acima de tudo, pratique. Divida seu tempo de forma que 10% sejam dedicados a pensar o seu negócio e 90% executando.

Quando eu tinha 14 anos e estava trabalhando com cachorros-quentes, ficava 100% na execução. Hoje eu fico 10% pensando sobre meus negócios e 90% executando. Essa é a proporção do sucesso profissional que funciona para mim, acredito que funcionará para você também.

UM LIVRO MUDA TUDO

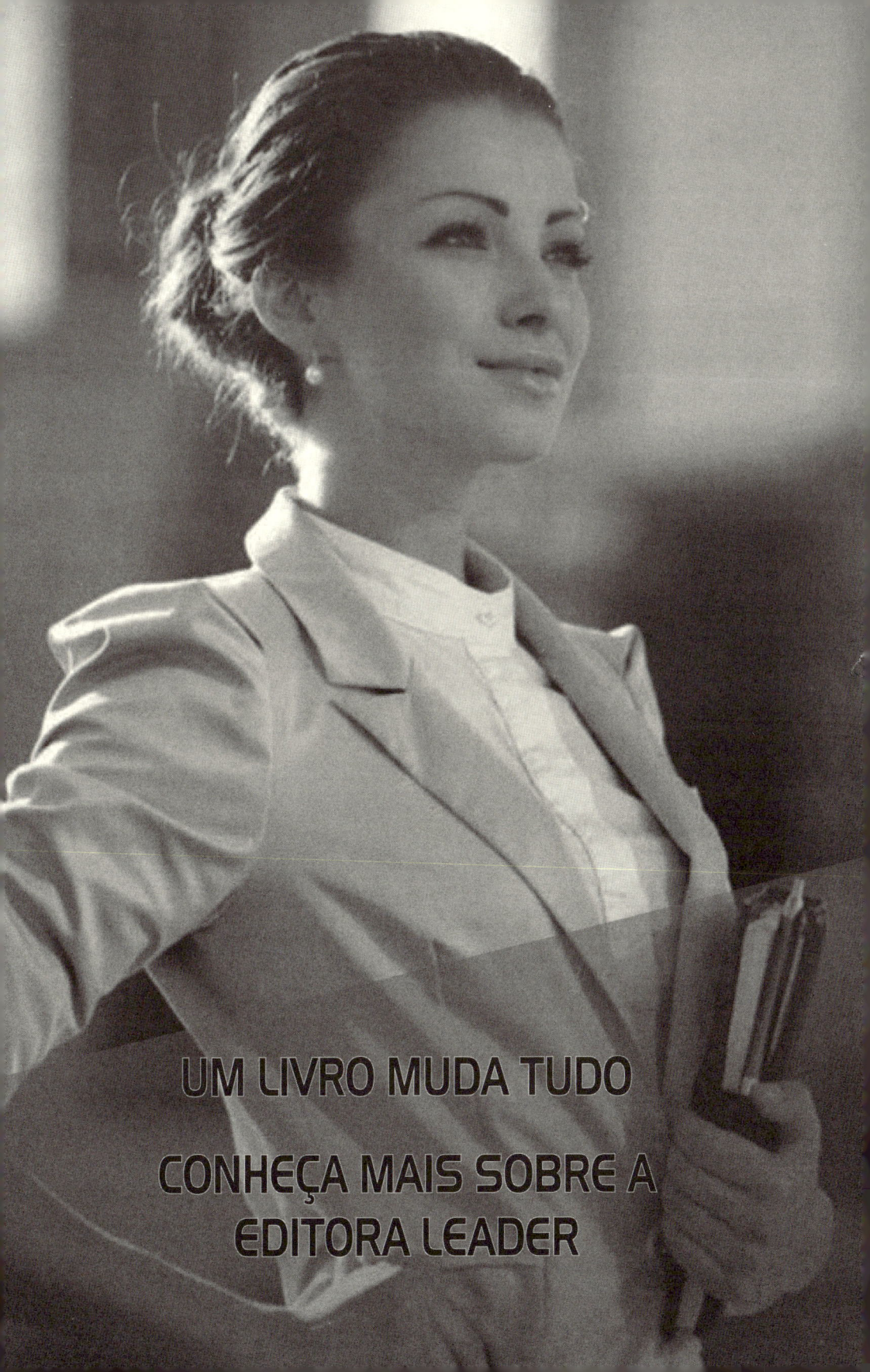

CONHEÇA MAIS SOBRE A EDITORA LEADER

REGISTRE seu legado

A Editora Leader é a única editora comportamental do meio editorial e nasceu com o propósito de inovar nesse ramo de atividade. Durante anos pesquisamos o mercado e diversos segmentos e nos decidimos pela área comportamental através desses estudos. Acreditamos que com nossa experiência podemos fazer da leitura algo relevante com uma linguagem simples e prática, de forma que nossos leitores possam ter um salto de desenvolvimento por meio dos ensinamentos práticos e teóricos que uma obra pode oferecer.

Atuando com muito sucesso no mercado editorial, estamos nos consolidando cada vez mais graças ao foco em ser a editora que mais favorece a publicação de novos escritores, sendo reconhecida também como referência na elaboração de projetos Educacionais e Corporativos. A Leader foi agraciada mais de três vezes em menos de três anos pelo RankBrasil – Recordes Brasileiros, com prêmios literários. Já realizamos o sonho de numerosos escritores de todo o Brasil, dando todo o suporte para publicação de suas obras. Mas não nos limitamos às fronteiras brasileiras e por isso também contamos com autores em Portugal, Canadá, Estados Unidos e divulgações de livros em mais de 60 países.

Publicamos todos os gêneros literários. O nosso compromisso é apoiar todos os novos escritores, sem distinção, a realizar o sonho de publicar seu livro, dando-lhes o apoio necessário para se destacarem não somente como grandes escritores, mas para que seus livros se tornem um dia verdadeiros *best-sellers*.

A Editora Leader abre as portas para autores que queiram divulgar a sua marca e conteúdo por meio de livros...

EMPODERE-SE
Escolha a categoria que deseja

■ Autor de sua obra

Para quem deseja publicar a sua obra, buscando uma colocação no mercado editorial, desde que tenha expertise sobre o assunto abordado e que seja aprovado pela equipe editorial da Editora Leader.

■ Autor Acadêmico

Ótima opção para quem deseja publicar seu trabalho acadêmico. A Editora Leader faz toda a estruturação do texto, adequando o material ao livro, visando sempre seu público e objetivos.

■ Coautor Convidado

Você pode ser um coautor em uma de nossas obras, nos mais variados segmentos do mercado profissional, e ter o reconhecimento na sua área de atuação, fazendo parte de uma equipe de profissionais que escrevem sobre suas experiências e eternizam suas histórias. A Leader convida-o a compartilhar seu conhecimento com um público-alvo direcionado, além de lançá-lo como coautor em uma obra de circulação nacional.

■ Transforme sua apostila em livro

Se você tem uma apostila que utiliza para cursos, palestras ou aulas, tem em suas mãos praticamente o original de um livro. A equipe da Editora Leader faz toda a preparação de texto, adequando o que já é um sucesso para o mercado editorial, com uma linguagem prática e acessível. Seu público será multiplicado.

■ Biografia Empresarial

Sua empresa faz história e a Editora Leader publica.

A Biografia Empresarial é um diferencial importante para fortalecer o relacionamento com o mercado. Oferecer ao cliente/leitor a história da empresa é uma maneira ímpar de evidenciar os valores da companhia e divulgar a marca.

■ Grupo de Coautores

Já pensou em reunir um grupo de coautores dentro do seu segmento e convidá-los a dividir suas experiências e deixar seu legado em um livro? A Editora Leader oferece todo o suporte e direciona o trabalho para que o livro seja lançado e alcance o público certo, tornando-se sucesso no mercado editorial. Você pode ser o organizador da obra. Apresente sua ideia.

A Editora Leader transforma seu conteúdo e sua autoridade em livros.

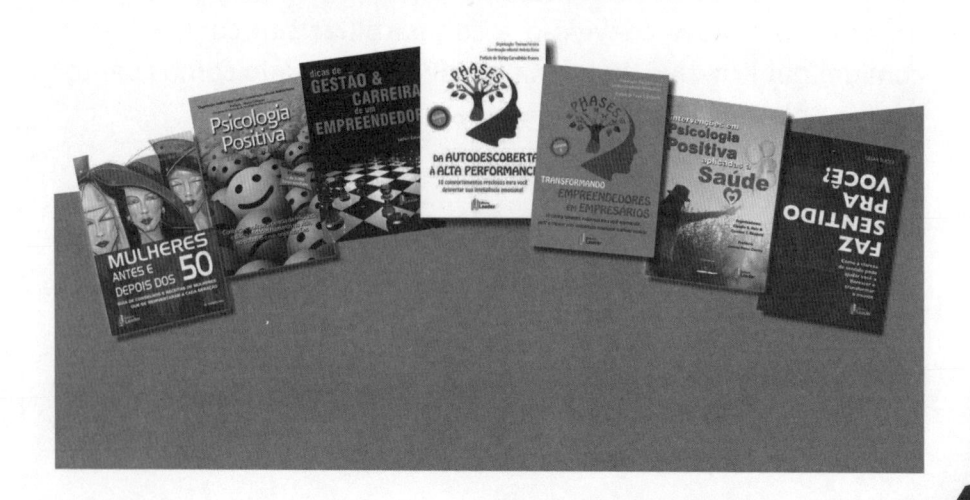

OPORTUNIDADE
Seu legado começa aqui!

A Editora Leader, decidida a mudar o mercado e quebrar crenças no meio editorial, abre suas portas para os novos autores brasileiros, em concordância com sua missão, que é a descoberta de talentos no mercado.

NOSSA MISSÃO

Comprometimento com o resultado, excelência na prestação de serviços, ética, respeito e a busca constante da melhoria das relações humanas com o mundo corporativo e educacional. Oferecemos aos nossos autores a garantia de serviços com qualidade, compromisso e confiabilidade.

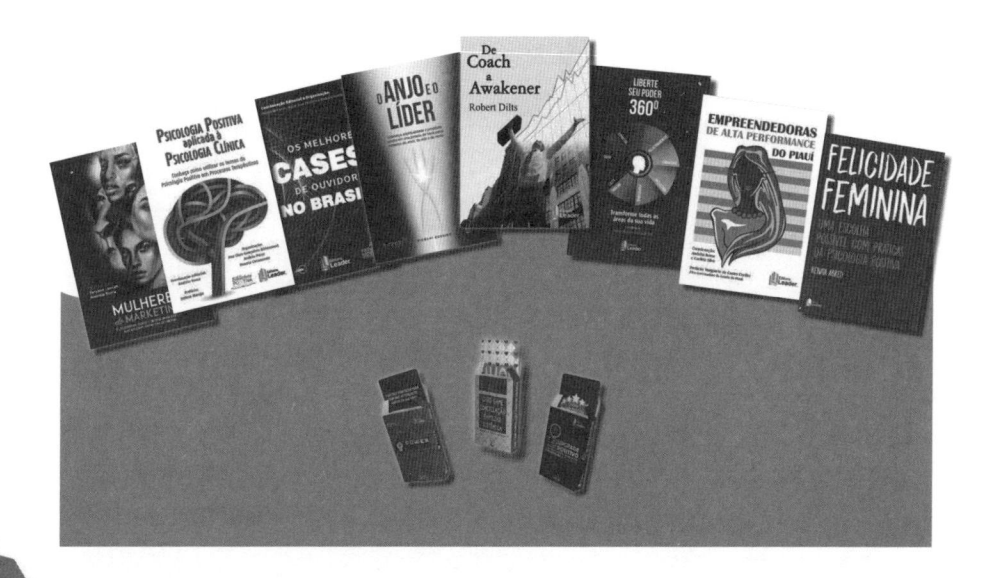

Publique com a Leader

- **PLANEJAMENTO** e estruturação de cada projeto, criando uma **ESTRATÉGIA** de **MARKETING** para cada segmento;

- **SUPORTE PARA O AUTOR** em sessões de videoconferência com **METODOLOGIA DIFERENCIADA** da **EDITORA LEADER**;

- **DISTRIBUIÇÃO** em todo o Brasil — parceria com as melhores livrarias;

- **PROFISSIONAIS QUALIFICADOS** e comprometidos com o autor;

- **SEGMENTOS:** Coaching | Constelação | Liderança | Gestão de Pessoas | Empreendedorismo | Direito | Psicologia Positiva | Marketing | Biografia | Psicologia | entre outros.

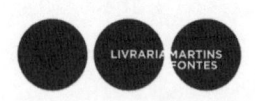

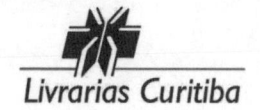

Esperamos você para um café!

Entre em contato e vamos conversar!

Nossos canais:

Site: www.editoraleader.com.br

E-mail: contato@editoraleader.com.br

@editoraleader

Telefone: (11) 3991-6136 | (11) 98241-8608

O seu projeto pode ser o próximo.

Editora Leader

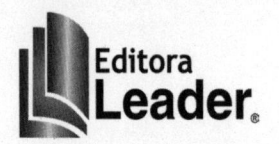